I0077414

INSTRUCTIONS

SUR LES

MALADIES DES DENTS

HYGIÈNE

ET

AFFECTIONS DE LA BOUCHE

PAR

Louis FOSSEZ

MÉDECIN, CHIRURGIEN, DENTISTE

EX-ÉLÈVE DE LA FACULTÉ DE MÉDECINE ET DE L'ÉCOLE DENTAIRE DE GENÈVE

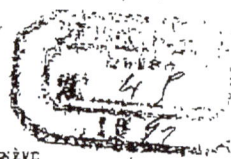

PRÉFACE

DE

M. A. PRETERRE, LAURÉAT DE LA FACULTÉ DE MÉDECINE DE PARIS

SAINT-ÉTIENNE
IMPRIMERIE THÉOLIER & Cⁱᵉ,
Rue Gérentet, 12.

1892

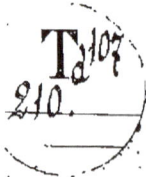

T¹⁰⁷d
210.

INSTRUCTIONS SUR LES MALADIES DES DENTS

HYGIÈNE ET AFFECTIONS DE LA BOUCHE

Id 107
210

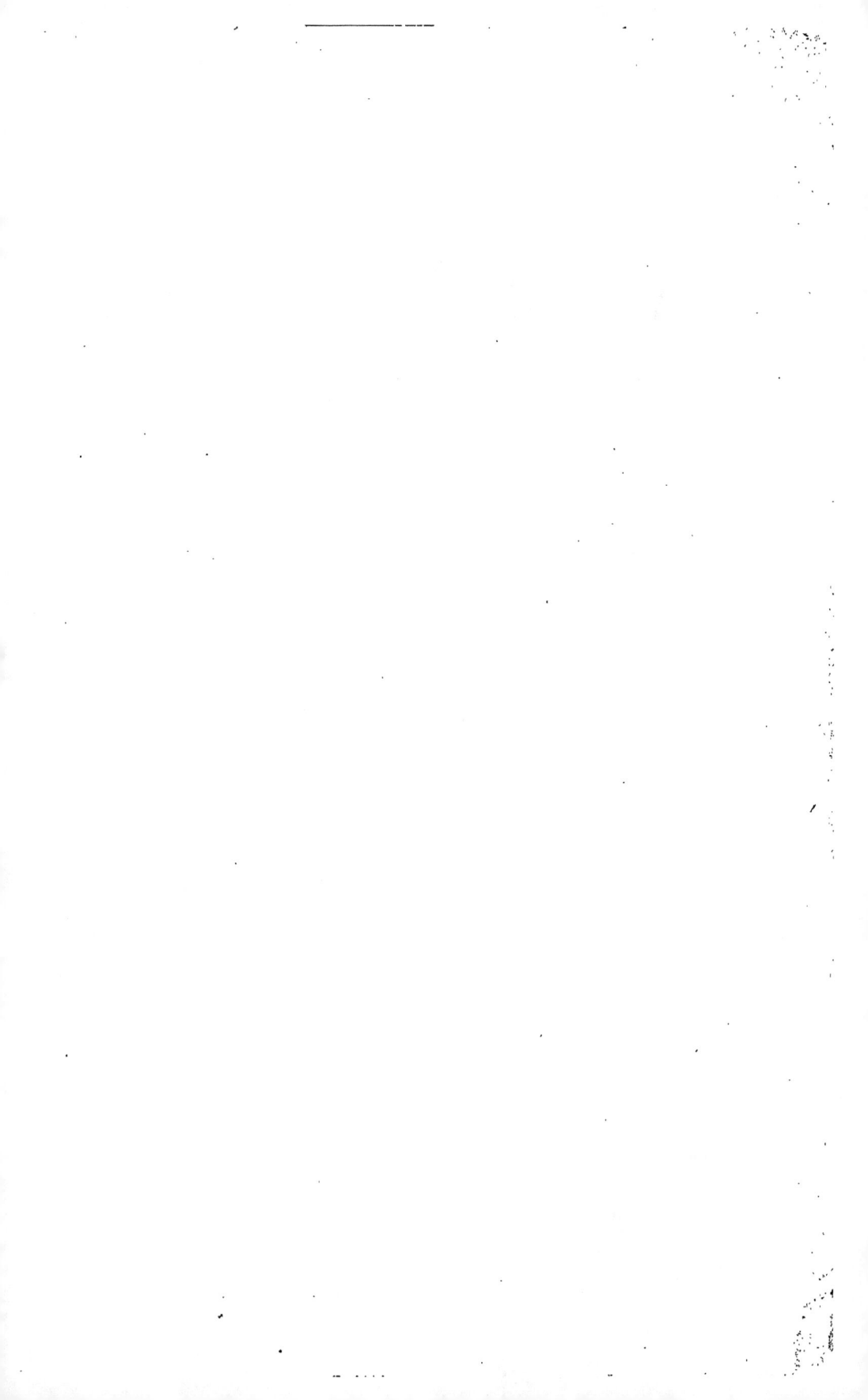

INSTRUCTIONS

SUR LES

MALADIES DES DENTS

HYGIÈNE

ET

AFFECTIONS DE LA BOUCHE

PAR

Louis FOSSEZ

MÉDECIN, CHIRURGIEN, DENTISTE

EX-ÉLÈVE DE LA FACULTÉ DE MÉDECINE ET DE L'ÉCOLE DENTAIRE DE GENÈVE

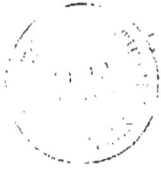

PRÉFACE

DE

M. A. PRETERRE, LAURÉAT DE LA FACULTÉ DE MÉDECINE DE PARIS

SAINT-ÉTIENNE
IMPRIMERIE THÉOLIER & Cᵉ,
Rue Gérentet, 12.

1892

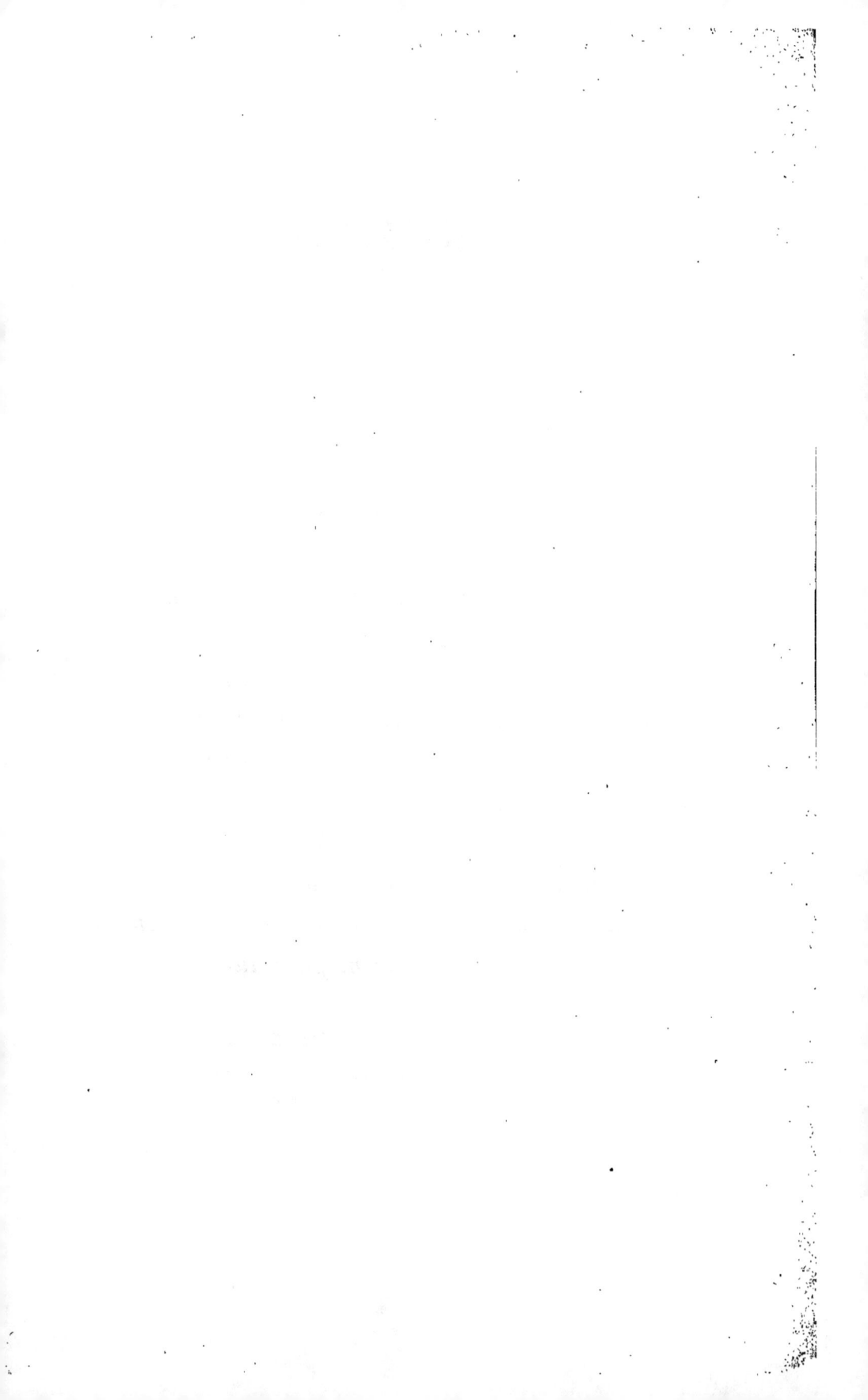

PRÉFACE

MON CHER COLLÈGUE,

Vous me demandez à moi, vétéran de l'art dentaire, une introduction pour vos « Instructions sur les Maladies des Dents et l'Hygiène de la Bouche ».

La voici bien courte, bien franche et bien nette : Toutes les préfaces du monde ne rendraient pas un livre bon si ce livre était mauvais.

J'ai lu le vôtre et l'ai trouvé excellent : Je lui souhaite tout le succès qu'il mérite. Il parlera assez par lui-même, sans avoir besoin qu'on en parle longuement pour lui.

A. PRÉTERRE
Lauréat de la Faculté de Médecine
de Paris.

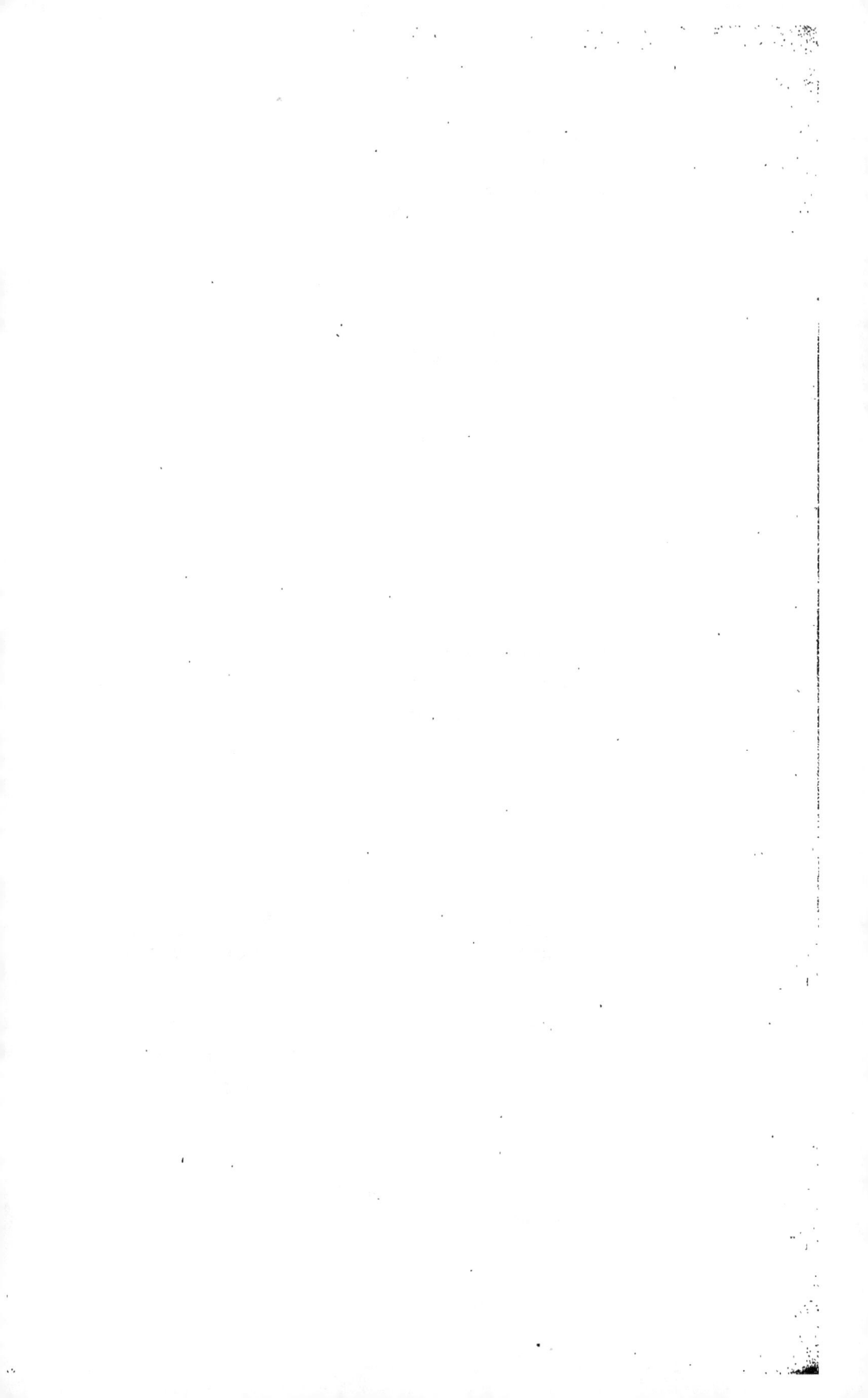

INTRODUCTION

L'art dentaire a été considéré longtemps comme
une science indépendante de l'art médical et, ces
dernières années encore, un article de la Cour de
cassation proclamait l'art du dentiste libre. Cette
opinion erronée tend de plus en plus à disparaître,
et la plupart des savants reconnaissent aujourd'hui
qu'il ne peut y avoir aucune distinction entre cet art
et les autres branches médicales. Existe-t-il, en
effet, une différence entre l'anatomie, la physiologie
et la pathologie dentaires et ces mêmes sciences
enseignées dans les facultés de médecine ? La dentition n'est-elle pas liée intimément à toutes ces
fonctions de l'économie les plus essentielles, *la mastication des aliments, la déglutition, la digestion ?* Les
dents ne sont-elles pas pourvues de vaisseaux sanguins et de nerfs tout aussi bien que les autres
parties du corps humain ? Certainement, et, sans
oublier l'importance de la partie mécanique de cet
art, nommée *Prothèse*, il est du devoir de tout dentiste consciencieux d'en connaître à fond la partie
vraiment chirurgicale. C'est à cette condition seule

qu'il doit exercer sa profession ; c'est aussi pour cette raison qu'il lui sera permis de rendre constamment à la société des services utiles et bienfaisants.

En France, une loi vient d'être votée pour la réglementation de la profession du dentiste et, de nos jours, les Etats d'Europe pour la plupart, du moins, ont reconnu l'utilité de cette branche des sciences médicales et ont ouvert des Ecoles dirigées par des savants distingués, afin de réhabiliter l'art dentaire dans l'opinion publique et de faire connaître l'influence, directe ou indirecte, qu'il peut exercer sur certaines fonctions de l'économie. Beaucoup de personnes faibles et débiles n'ont dû la restauration de leur santé qu'à l'intervention du dentiste, et Sir Thomas Nalson, un des praticiens les plus éminents de l'Angleterre, avait raison de s'exprimer ainsi dans une de ses leçons cliniques : « *J'ai presque la certitude que l'augmentation de la longévité dans nos générations modernes est due, en partie, à l'habileté des dentistes, dont l'état permet à un grand nombre de personnes âgées de mieux mastiquer et de digérer les aliments* ». Il en est de même pour les personnes dyspeptiques par suite du mauvais état de leur système dentaire.

Ces quelques mots suffisent pour démontrer que l'art dentaire a suivi, pendant le courant de notre siècle, une évolution telle qu'il occupe aujourd'hui une place égale à celle de toutes les autres spécialités médicales. Il exige, du reste, de la part des praticiens, qu'ils aient fait des études compliquées et approfondies, qu'ils se tiennent au courant des progrès réalisés tous les jours et qu'ils puissent, enfin, à l'aide de leurs connaissances spéciales, y collaborer d'une façon active.

Cependant notre but, dans ces quelques feuilles éparses, n'est pas de démontrer toute l'importance que l'on doit attacher à l'art dentaire, mais d'éclairer le public sur l'influence que peut exercer une mauvaise dentition sur la santé générale chez les enfants, les adultes et les personnes âgées. Nous indiquerons les moyens préservatifs contre la carie des dents et contre les accidents qui en sont malheureusement les suites désagréables ; nous donnerons enfin quelques instructions sur l'hygiène et les maladies de la bouche consécutives à un état déplorable de la dentition.

Si nous réussissons dans la tâche que nous nous sommes imposée pour le bien du public, nous aurons apporté, il est vrai, une légère pierre à la construction de l'édifice, mais nous aurons, du moins, fait notre devoir. C'est dans ce but que nous publions cet opuscule, persuadé que chacun lui fera bon accueil.

INSTRUCTIONS

SUR

LES MALADIES DES DENTS

—⁓⊙⊙⁓—

COURT APERÇU HISTORIQUE

Si nous jetons un coup d'œil rétrospectif sur la littérature ancienne de la pathologie (Science du mal) de la bouche et sur les soins qu'on doit apporter à chacun des organes qu'elle renferme, nous voyons qu'aucun document sérieux ne nous est parvenu jusqu'en 1728. Beaucoup d'auteurs avaient cependant écrit antérieurement à cette date, mais ils ne traitaient que des sujets particuliers intéressant la question ; jamais ils n'avaient donné un ouvrage complet sur l'art du dentiste. C'est ainsi que nous pouvons citer une dissertation sur l'odontologie de Bauhinus (1660), une dissertation sur le même sujet de Brouwer (1692), idem de Brendel (1697) ; antérieurement à cette époque, en 1557 et en 1570, de Castrillo avait déjà fait paraître deux traités sur la dentition ; Monavius, en 1578 ; Zeigler, en 1613 ; Strobelberger, en 1630 ; Sennertus, en 1629 ; Zeidler, en 1631 ; Dupont, en 1633, avaient déjà fait paraître de petits ouvrages sur les remèdes contre le mal des dents. Lœselius, en 1639 ; Pauli, en 1639 ; Scardovi, 1645 ; Sebiz, 1645 ; Strasburg, 1651 ; Mœbius, 1661 ; Warenius, 1663 ; Stisser, 1675 ;

Rolfinck, 1669; Heye, 1672; Leichner, 1678; Martin, 1679, avaient fait faire, par leurs écrits, un pas de plus à l'art dentaire dans la voie du progrès.

En 1694, Ortlob fit paraître une dissertation sur la dentition difficile chez les enfants. Wedel, 1678; Vater, 1683 ; Streitlein, 1688, Trecurth, 1688; Planer, 1695 ; Ran, 1694 ; Pestorf, 1699 ; Vesti, 1697; etc... avaient aussi traité différents sujets concernant la dentition dans son évolution, dans sa conservation et dans les soins qui doivent y être apportés. Tous ces auteurs avaient certainement contribué, pour leur large part, à lancer l'art dentaire dans une voie progressive et en avaient jeté les premières bases, mais leurs documents étaient de peu d'importance. Le premier traité un peu étendu et sérieux nous est parvenu en 1728; il est dû à *Fauchard* et a pour titre : *Les moyens de remplacer les dents et de remédier aux vices de conformation de la voûte palatine.* Cet ouvrage de Fauchard, que la France nomme à juste titre *le père de l'art dentaire*, a donné une impulsion nouvelle aux praticiens et mis en relief un art, sinon oublié, du moins trop négligé de la plupart. C'est à partir de cette époque que de véritables progrès se sont réalisés. Nous allons, du reste, les passer rapidement en revue.

Antérieurement à l'époque des auteurs que nous venons de citer, les poètes anciens avaient déjà prescrit, dans leurs chants, des conseils sur la conservation des dents, conseils qui avaient été suivis par les peuples policés de l'antiquité. De tous temps, en effet, ils avaient pris un soin particulier de leurs dents et cherché à en réparer la perte par des moyens mécaniques.

M. Naphtali Hez Imber écrit dans *Items of interest* sur la Dentisterie chez les Hébreux que les *meules* — c'est ainsi que Salomon surnommait les dents — étaient regardées par les

Hébreux comme le principal moteur de la vie; aussi leur valeur est-elle manifeste à tous égards, tant sous le rapport social que sous le rapport religieux. Moïse rédigea sa fameuse loi *dent pour dent*, qui fut dénaturée et interprétée dans le *Talmud* comme signifiant: l'homme qui brise la dent de son semblable doit lui payer une certaine somme pour le dédommager, d'après l'appréciation du jury. Si le maître brisait une dent à son esclave ce dernier était mis en liberté pour ce motif, conformément à la loi mosaïque. Rabon Gamliel, qui était l'instructeur de l'apôtre Saint Paul, dit le *Talmud*, avait un esclave nommé Tobi, et comme il désirait le mettre en liberté, il lui brisa une dent, et le rabbin fut si heureux le jour de cette libération qu'il donna un banquet à ses amis et renvoya son esclave avec un présent.

Le *Talmud* contient quelques lois contre ceux qui cassaient des dents. Le mal de dents jouait un grand rôle dans les proverbes des Hébreux.

Salomon, dans ses *Proverbes*, dit: « Un messager paresseux est pour son maître ce que le vinaigre est pour une dent. » — « La confiance dans un traître est comme une dent malade. »

Le *Talmud* dit: « Si un homme rêve qu'il a perdu ses dents, c'est un mauvais présage : ses enfants mourront. » Bien plus connu peut-être est le proverbe du *Talmud*: « Tous les maux, mais non les maux de dents! »

La profession dentaire était à son plus haut point de culture sous les soins des doctes sages du *Talmud* et le lecteur sera étonné d'apprendre que l'art de remplacer les dents naturelles par des dents artificielles était en usage il y a 2000 ans de la même façon que de nos jours.

Samuel le Chakim (Chakim signifie *sage* et le mot s'applique chez les Hébreux et les Arabes aux médecins et aux dentistes) était médecin et dentiste du fameux rabbin Yehuda, le saint. Ce dernier souffrait souvent du mal de dents, mais fut guéri par lui. Les dentistes rabbiniques ont-ils employé le chloroforme ? Je ne saurais le dire, mais je l'imagine, d'après le récit suivant du *Talmud*: « Un jour le rabbin Yehuda le saint avait mal aux yeux, et son médecin et dentiste, Samuel le Chakim, voulait lui faire une opération aux yeux, mais comme Yehuda s'y refusait, ce dernier plaça, sous le coussin du premier, un certain liquide qui était si fort qu'il traversa le coussin. » Quel liquide pouvait-ce bien être sinon du chloroforme ?

Le *Talmud* contient aussi cette indication curieuse que le

vinaigre ordinaire — mais non le vinaigre de vin — est bon pour la gencive malade.

On peut juger du degré de perfection avec lequel la dentisterie était pratiquée par les sages du *Talmud* d'après ce qui suit. On sait que la loi ne permettait pas aux Hébreux de porter quoi que ce fut au sabbat, mais le *Talmud* permettait aux femmes juives de se rendre au sabbat avec leurs fausses dents d'or ou d'argent. Quelques rabbins admettent les dents d'argent car elles ressemblent aux dents naturelles, mais interdisent de se rendre au sabbat avec des dents en or.

On employait pas d'os humains pour les transformer en fausses dents et les polir, car la loi déclare qu'ils sont malpropres, c'est-à-dire malsains. Il est curieux de noter que le mot hébreux signifiant dent est *shen*, tandis que le terme désignant un éléphant est *shenhab*, probablement parce qu'ils se servaient de l'ivoire pour les besoins de la dentisterie en faisant des dents humaines avec les défenses de cet animal. C'est donc avec raison que le vieux proverbe latin *Nomen et omen* (nom et présage) peut s'appliquer également aux choses.

Sans parler des Grecs, qui attachaient une grande importance à l'hygiène de la bouche, nous trouvons des prescriptions formelles à cet égard dans certains fragments de loi retrouvés dans les Douze Tables Romaines. Qu'il nous soit permis de les reproduire ici; ils seront pour nous une preuve irrécusable des profondes connaissances que les peuples Orientaux avaient sur l'influence des diverses fonctions de la cavité buccale pour la santé générale.

Le texte de la *loi des Douze Tables*, où il est question d'art dentaire, forme le § 6 de la Xme Table relative aux funérailles. Ce texte est en vieux latin encore plein de racines étrusques (1). Le voici in extenso :

(1) Nous tenons à remercier très sincèrement M. Vallet, Docteur en Droit, qui s'est mis obligeamment à notre disposition pour nous communiquer ce curieux texte.

TABULA DECIMA

6. — Neve aurum addito (1) Quoi (2) auro dentes vincti escunt (3) ast im cum illo sepelire urere ve se (4) fraude esto...

Le sens général de ces prohibitions est très net, on peut le traduire ainsi :

6. — Et qu'on n'ajoute aux morts aucune parure en or. Ceux qui ont les dents liées avec de l'or doivent être enterrés ou brûlés sans fraude avec cet or.

S'agit-il de dents aurifiées ? Je ne le pense pas ; j'aime mieux voir dans ce texte la trace des premiers efforts de la prothèse : il paraît faire allusion à l'habitude qu'avaient les Romains de fixer, à l'aide de fils d'or, les dents fausses implantées dans les gencives et dont on a trouvé encore des échantillons.

La loi des douze Tables remonte aux Décemvirs, soit environ au IVme siècle avant J.-C. — Les meilleurs travaux faits pour leur reconstitution sont dûs à Jacques Godefroy (Heidelberg 1616, ouvrage réimprimé à Genève en 1638 sous ce titre « Fontes IV, juris civilis).

De nos jours, MM. Haubold Dirksen et Zell (1824) ont complété ces recherches. (Voir surtout : *Uebersicht des bisherigen Versuche zur Critick und Herstellung des Textes der Zwölf-Tafel Fragmente.*

---

(1) On voulait éviter les prodigalités envers les morts, cette phrase contient une véritable mesure somptuaire.

(2) Pour « qui ».

(3) Pour « sunt ».

(4) Pour « ne ». — La forme « se ou sine » est fréquente dans les textes de cette époque; elle implique de la défense, ou la privation.

Si nous consultons maintenant les écrits des voyageurs, nous apprenons que les Chinois, les Indiens, certaines peuplades de l'Afrique, de l'Asie, de l'Amérique ont reconnu l'importance des dents et ont essayé de les réparer en les taillant de diverses manières avec des cailloux tranchants. Les peuplades de la Nouvelle-Zélande et de la Nouvelle-Hollande ont aussi façonné leurs dents avec tellement de goût qu'on aurait pu croire qu'elles étaient taillées à la lime. M. le Docteur Busseuil, qui avait fait plusieurs fois le tour du monde dans un but scientifique, a laissé au Muséum d'Histoire naturelle de Paris plusieurs spécimens de ces mâchoires travaillées par des peuples dont la civilisation était encore à l'état d'enfance.

Le Musée de Naples renferme aussi un grand nombre d'instruments trouvés à Pompéi et ailleurs et qui prouvent qu'il y avait déjà des dentistes il y a plus de deux mille ans.

Au Japon, où la science médicale des Chinois avait prévalu pendant de nombreux siècles, l'art dentaire n'avait fait aucun progrès. Ce n'est guère que depuis 250 à 300 ans, au moment où les relations commerciales furent établies avec la Hollande principalement, que l'on commença à entrer dans une voie de progrès et d'heureux résultats. Un des premiers dentistes de cette nation, il y a 500 ans, fut un célèbre professeur d'escrime qui arrangeait immédiatement les dents cassées ou luxées à ses élèves quand il leur arrivait un accident pendant la leçon. Ils avaient même des connaissances très originales sur la manière de confectionner les appareils prothétiques pour la bouche.

Les dents dont ils se servaient étaient fabriquées avec du bois, de l'ivoire, de l'os et même avec du marbre. Elles étaient fixées, à l'aide de crochets d'or ou d'argent, aux dents voisines. La plaque de la pièce était en bois

de cerisier ordinairement. Tels sont les efforts de différents peuples pour la conservation des dents, pour la
substitution d'un appareil de prothèse à l'absence des
dents naturelles, tant pour l'ornement de la bouche que
pour la prononciation et la mastication.

En 1642, un avocat de La Haye vendait un opiat pour
guérir les maux de dents. Ce remède venait de Chine et
la recette en avait été rapportée par un négociant hollan-
dais. Tallemant des Réaux raconte que cet onguent
coûtait fort cher, mais qu'il calmait infailliblement les
plus fortes rages de dents.

Au XVIme siècle on faisait déjà des aurifications dans
les cavités cariées des dents et c'est ainsi que, dans un
livre de dépenses du roi Henri IV, on trouva une somme
de 15 livres 12 sols avec la rubrique : (Or pour plomber
les dents du Roy).

Mais tout est encore obscur dans les premières années
du XVIIIme siècle, époque à laquelle apparut l'ouvrage
de Fauchard.

Cet ouvrage de Fauchard, nous dit C. F. Delabarre,
*nous permet de considérer la France comme le berceau
de l'art du dentiste; c'est elle qui a fourni les premiers artistes en ce genre à toute l'Europe.*

Mais que de progrès réalisés depuis cet auteur ! De
son temps encore, les substances employées pour l'arrangement des dents et la confection des pièces artificielles
ne présentaient que des avantages restreints. Les dents
étaient fabriquées avec des os et des dents du bœuf, du
cheval, du mouton, du cerf et de plusieurs autres animaux;
avec de l'ivoire, de la nacre de perle, avec des dents
d'hippopotame, de baleine, de morse et même avec des
dents humaines. On ne connaissait pas les dents incorruptibles faites en pâtes minérales. Aussi ces appareils
présentaient-ils l'inconvénient de changer de couleur et

de s'altérer très rapidement malgré toutes les précautions prises pour les conserver.

En 1774, un pharmacien de Saint-Germain-en-Laye, nommé Duchateau, éprouvant continuellement de la gêne produite par un dentier en ivoire qu'il portait, imagina de s'en construire un en porcelaine. Avec l'aide de quelques dentistes dont il demanda les conseils pour ce travail, il arriva, tant bien que mal, à s'en fabriquer un en substance incorruptible. Quelques années après, en 1776, il communiqua son procédé à l'Académie Royale de Chirurgie de Paris qui remercia l'auteur et lui accorda les honneurs de la séance.

Cette découverte fut le point de départ de nouvelles recherches et les travaux de M. de Chémant (1788), de Dubois-Foucou (1808), de Maury, Fonzi, Pernet, Desforges (1818), etc..., nous ont valu la fabrication des *dents artificielles* qu'on aurait eu de la peine à distinguer des dents naturelles. Ces travaux furent continués par Maggiolo de Nancy, Cornelio de Turin, C.-F. Delabarre, etc...; enfin, depuis 1833, les dentistes abandonnèrent cette fabrication à des spécialistes de France, d'Angleterre et d'Amérique. Les *gencives artificielles* minérales présentent aujourd'hui les mêmes avantages que les dents incorruptibles ; elles imitent parfaitement et la forme et la coloration des gencives naturelles.

Les métaux, *l'or et le platine*, ont été employés à la même époque pour la confection des dentiers. On avait aussi fait des essais pour confectionner des appareils prothétiques *(obturateurs)* pour fermer les fissures congénitales ou acquises de la voûte palatine. L'atelier du dentiste renfermait déjà presque tous les instruments nécessaires à la confection des appareils. Enfin, dans les cinquante premières années du XIXme siècle, les auteurs qui ont contribué par leurs travaux à éclairer le dentiste sur son art sont : *Baunes, Black, Duval, Fox, Gariot,*

Jourdain, Laforgue, Miel, Em. Rousseau, Serres, et le
célèbre professeur buccaliste *Delabarre.*

D'autres découvertes furent encore faites. En 1843,
Montgommery découvrit la **gutta percha** et Joseph
d'Alméïda le (1) **Stent** et la **pâte de Hind** ou **Godiva.**
Le **Caoutchouc** fut utilisé pour la première fois en 1854
par Ninck et Winderling. Patuam inventa le **Vulcanisa-
teur** (instrument pour cuire les dentiers en caoutchouc,
celluloïde), en 1858 ; et, en 1860, la **celluloïde** fut
employée par MM. J. Smith Hyatt et J. Wesley Hyatt.

Il est encore une découverte que nous ne pouvons
passer sous silence, c'est celle des anesthésiques, découverte qui, parmi celles qui font la gloire de la science
moderne, occupe, sans contredit, le premier rang. C'est
Horace Wells, dentiste à Hartford qui, le premier, s'est
servi du **gaz protoxyde d'azote,** le 10 décembre 1844.
En 1841 et 1842, Morton fut l'élève d'Horace Wells ; il
exerçait avec son maître la profession de dentiste, mais
il eut la coupable idée de chercher à usurper le titre
d'inventeur de l'anesthésie. Pour cela, il a été blamé par
la postérité, mais c'est encore à ce dentiste, nous sommes
obligés de le reconnaître, que nous devons l'introduction
de l'éther dans la pratique chirurgicale. Ce fut le 30 sep-
tembre 1846 que la première anesthésie à l'éther fut
faite à Boston par Morton, en présence du Docteur
Hayden. Il s'agissait d'enlever une dent à un nommé
Eben-Frost. L'opération se fit sans douleur. On attribue
au professeur Simpson, chirurgien anglais, la découverte
du *chloroforme* comme anesthésique ; la première expérience qu'il fit eut lieu le 4 novembre 1847 ; mais, avant
lui, le célèbre physiologiste Flourens avait, à la suite
d'expériences sur des animaux, fait une communication

---

(1) Substances employées pour prendre les empreintes de la
bouche.

sur cette substance à l'Académie des Sciences, le 8 mars
1847. Il n'avait cependant pas entrevu le côté pratique
de sa découverte, c'est-à-dire son application à la chirurgie. D'autre part, Furnell, Coote et Lawrence avaient
déjà employé le chloroforme en juillet 1847, cinq mois
avant les travaux de Simpson. Quoi qu'il en soit, il n'est
pas nécessaire ici de remonter aux sources de l'anesthésie, mais il est incontestable que l'honneur de cette
découverte revient à un dentiste.

Ce fut Préterre qui introduisit le protoxyde d'azote en
Europe, et les travaux scientifiques de cet auteur sur cet
anesthésique nous permettent de l'employer aujourd'hui
sans aucun danger dans toutes les opérations dentaires.

Cette découverte des anesthésiques est de toute importance, car, dans les opérations de l'art dentaire, tout
aussi bien que dans les grandes opérations chirurgicales,
les douleurs sont parfois excessives et le patient hésiterait
à se livrer à l'intervention de son dentiste, s'il savait
devoir souffrir pendant l'opération. Eviter les angoisses,
dissiper les appréhensions, atténuer les douleurs, tels
furent, au commencement, les motifs qui déterminèrent
les praticiens à chercher des anesthésiques. Sans les
anesthésiques locaux ou généraux que nous connaissons
aujourd'hui et qui sont employés partout avec sûreté, il
serait incontestable que les accidents résultant du retard
apporté aux extractions dentaires et de la négligence
des opérations de la chirurgie buccale (abcès, nécroses,
etc...) donneraient lieu à une mortalité plus considérable.
Les cas dans lesquels des personnes faibles et débiles
n'ont dû la restauration de leur santé qu'à l'intervention
du dentiste sont nombreux ; et la plupart des personnes
dyspepsiques, par suite de leur mauvaise dentition, ne
consentiraient pas à laisser eulever leurs racines et leurs
dents cariées, si elles n'avaient l'assurance que l'opération
put être exécutée sans douleur. — L'anesthésie est

donc appelée à rendre à l'art dentaire des services d'une haute valeur.

Les anesthésiques, avons-nous dit, sont généraux et locaux. Parmi les premiers, à part le protoxyde d'azote, l'éther et le chloroforme dont nous avons parlé, nous avons encore le *bichlorure de méthylène*, le *bromure d'éthyle*. Ces substances ont tour à tour obtenu la préférence des praticiens, bien que leur emploi ait été souvent suivi d'accidents graves, même de cas de mort relatés dans les annales chirurgicales.

De nos jours, on s'est rendu un compte plus exact de l'importance de ces agents ; le mode d'administration a été considérablement amélioré ; enfin, les expériences physiologiques ont clairement démontré leur influence sur les divers actes de l'économie. L'éther, longtemps délaissé et remplacé par le chloroforme, est reconnu aujourd'hui pour être beaucoup moins délétère que ce dernier, aussi est-il préférable de l'employer dans la plupart des opérations chirurgicales. Rendons justice en passant à l'Ecole Lyonnaise de ne lui avoir jamais substitué le chloroforme. Le protoxyde d'azote lui-même, utilisé dans des milliers de cas et reconnu le plus inoffensif des anesthésiques, a été le sujet des discussions les plus vives et les plus diverses. Paul Bert, en l'administrant sous pression, dans des expériences demeurées célèbres, a réhabilité cet agent, prouvé son innocuité et répandu son usage. C'est l'agent anesthésique que nous préconisons dans les opérations dentaires, qu'elles soient de longue ou de courte durée. Il produit rapidement le sommeil, ne donne pas lieu à une période d'excitation, n'occasionne pas les malaises qui sont généralement consécutifs à l'emploi de l'éther et du chloroforme, ni les troubles qui accompagnent le retour du réveil après l'administration des anesthésiques sus-mentionnés. Nous discutons les avantages du protoxyde d'azote dans la pratique de l'art dentaire, mais nous sommes loin d'oublier que, dans certaines opérations chirurgicales, il serait inférieur à l'éther ou au chloroforme. Du reste, les chirurgiens n'aiment pas se départir de leur méthode d'anesthésie, méthode dans laquelle ils ont acquis, par une pratique prolongée et une longue expérience, une grande habileté.

Parmi les anesthésiques locaux nous avons l'*éther en pulvérisations locales* sur les parties malades. Il produit un froid si intense par la rapidité de son évaporation qu'il rend inertes les tissus sur lesquels on projette ses vapeurs. Avec ce système, d'une innocuité parfaite, on peut extraire une dent sans douleur. De même avec les projections de vapeur de *chlorure d'éthyle*. Quant aux injections diluées, tant soient-elles de *chlorhydate de cocaïne*, nous devons les rejeter de la pratique comme nuisibles et délétères. La cocaïne est un violent poison du sang; son application en injections intra-gingivales occasionne des troubles sur les constitutions les plus fortes. Il n'est pas rare qu'elle donne lieu à des palpitations, transpirations, étourdissements, vomissements, froideur dans les extrémités des membres et faiblesse générale du système locomoteur. Des cas de mort trop récents, et les accidents nombreux qui ont été la suite de son application, doivent mettre le praticien soucieux du bien-être de ses clients en garde contre son administration.

Enfin, après cette digression sur l'anesthésie et pour en revenir à notre historique, nous constatons aujourd'hui que les ouvages sur la chirurgie buccale et sur les maladies de la bouche et des dents se sont multipliés. Les traités qui concernent l'art dentaire sont nombreux et complets; nous connaissons ceux de Tomes, d'Harris et Austein, de Magitot, Préterre, Andrieu et tant d'autres dont l'énumération serait trop longue ici. Ajoutons

encore que les études actuelles du dentiste comportent
les branches médicales suivantes : *Anatomie descriptive,
topographique et pathologique, physiologie et chirurgie
dentaires, dissection, hygiène et thérapeutique spéciales, pathologie externe et interne de la cavité buccale,
histologie spéciale et générale.*

Tels sont, au résumé succinct des auteurs, les principaux progrès accomplis pendant l'évolution de l'art
dentaire. Nous avons omis sans doute beaucoup de points
importants ; mais, parmi tous ces progrès, beaucoup sont
trop techniques pour qu'il nous soit permis de les soumettre à l'appréciation du public. Quoi qu'il en soit, dans
ce court chapitre, notre but a été de mettre à la portée
de tous des connaissances utiles sur cette évolution généralement trop méconnue et faire comprendre à chacun
toute la considération que l'on doit porter à un art
appelé à rendre à la société les plus signalés services.

DE L'INFLUENCE DE LA DENTITION

SUR LA SANTÉ GÉNÉRALE

La digestion est, sans contredit, un des principaux actes de l'économie. Elle concourt, lorsqu'elle s'accomplit normalement, à entretenir dans les autres organes quels qu'ils soient le jeu et les fonctions physiologiques qui leur sont propres. Dans le cas contraire, c'est-à-dire quand elle se fait d'une manière imparfaite, les autres fonctions languissent, s'affaiblissent, et la santé générale subit des modifications telles que, dans un grand nombre de cas, tous les efforts de la médecine sont impuissants à y remédier. Or, quelles sont les causes qui entravent ou favorisent la digestion? Parmi les causes favorables, les unes sont d'un ordre purement physique, telles sont : la dissolution, la liquéfaction et la cuisson des aliments ; les autres sont physiologiques et mécaniques, ainsi : l'*insalivation* et la *mastication*. Ces deux derniers actes se font simultanément ; ils sont intimement liés l'un à l'autre. Ils contribuent, avec les mouvements combinés de la langue et des parois de la bouche, à former le bol alimentaire qui est transmis, par la déglutition, à l'œsophage et de là à l'estomac. L'insalivation résulte des différentes sécrétions des glandes salivaires qui se déversent dans la cavité buccale par des conduits particuliers. Ces glandes sont : les *parotides*, les *sous-maxillaires*, les *sublinguales* et, enfin, une quantité de petites *glandes* disséminées sous les muqueuses de la bouche. Leurs sécrétions sont destinées à faire subir une première modification aux aliments et à imprégner le bol alimentaire. L'analyse chimique nous représente la salive comme composée d'une humeur insipide, transparente, inodore, un peu visqueuse et renfermant de cinq à douze parties pour mille de principes fixes tels que ; ptyaline, carbonates et phosphates alcalins, sels de chaux et de magnésie, puis des traces de chlorures. La combinaison de ces sécrétions différentes nous donne *la salive mixte*; prises séparément, ces différentes salives jouent un rôle particulier. La salive parotidienne imbibe et dissout facilement les substances alimentaires ; en ce sens, elle favorise la mastication. La salive sous-maxillaire lubrifie les surfaces de contact, favorise le passage des aliments dans le pharynx et l'œsophage et préside à la sensibilité gustative. Les glandes sublinguales et les autres glandules dispersées dans la muqueuse buccale, à cause du liquide visqueux qu'elles sécrètent, servent à former le bol alimentaire et viennent en aide à la déglutition. L'utilité de ces sécrétions est incontestable dans les premiers actes de la digestion; sans leur concours, la mastication et la déglutition sont gênées; de plus, la sécrétion du suc gastrique dans l'estomac est considérablement affaiblie si les aliments qui s'y rendent n'ont pas été préalablement imprégnés de salive. La salive, en effet, provoque et active la sécrétion gastrique. C'est donc grâce à l'insalivation et à la mastication que les aliments deviennent assimilables Ces fonctions sont-elles troublées? l'estomac ne tarde pas à se fatiguer, à languir et, peu après, survient tout le cortège de désordre, de troubles qui affaiblissent et altèrent la santé.

Mais poursuivons et demandons-nous ce qu'il pourrait survenir dans le cas d'altérations de l'estomac et de l'intestin? Comment ces organes pourraient-ils, sans inconvénient, lorsqu'ils sont déjà altérés, accomplir le travail qui leur est échu par la nature, si les aliments qu'ils doivent recevoir n'ont pas préalablement subi dans la bouche les modifications nécessaires ? Déjà altérés, ils auront un surcroît de travail qui ne pourra qu'aggraver leur état morbide. Sir Thomas Nalson disait donc avec raison que l'augmentation de la longévité était due, en partie, à l'habileté des dentistes dont l'art permet à un grand nombre de personnes de mieux mastiquer et digérer les aliments. La mastication incomplète, par suite du mauvais état des dents ou des troubles salivaires entraîne, lentement peut-être, mais à coup sûr, à la dyspepsie. M. Oudet s'exprime ainsi (1) : *Il me serait facile de citer plus de soixante observations de maladies de l'estomac ou de l'intestin qui auraient résisté longtemps aux secours de la médecine et que j'ai vues diminuer très sensiblement ou cesser entièrement par l'application d'un dentier qui permettait aux malades de pouvoir mâcher convenablement les aliments.* La dyspepsie survient donc le plus souvent à la suite de mastication insuffisante, et cela à tous les âges de la vie, et plus particulièrement dans l'âge avancé que dans l'âge adulte. Il faut donc y remédier par des soins spéciaux, par l'arrangement des dents, par l'extraction de celles qui sont impropres à la mastication à cause des douleurs et des inflammations qu'elles occasionnent, enfin, par l'usage de pièces de prothèse (*dentiers*) destinées à suppléer aux organes qui manquent. Indépendamment de ces raisons, les dents naturelles sont nécessaires pour l'expression du visage, la conservation de la forme des mâchoires, pour l'articulation des sons et la parole. Si elles viennent à manquer, pour une cause ou pour une autre, par négligence surtout des soins donnés à la bouche, il est nécessaire

---

(1) *Les Dents,* par A. Préterre.

de les remplacer par des dents artificielles. Ces dernières, par une application bien comprise, répareront le mal et présenteront tous les avantages que nous avons cités dans le courant de ce chapitre.

Il nous reste encore quelques mots à dire sur les accidents consécutifs aux affections des dents. Pour ce qui concerne les dents elles-mêmes, nous aurons l'occasion d'y revenir plus loin. Au nombre des accidents inflammatoires, nous citerons comme dangereux les phlegmons sous-maxillaire et sous-angulaire. Anodins au début, si l'extraction de la dent malade n'est pas pratiquée, ils peuvent prendre des proportions vraiment inquiétantes. Le pus fuse dans les régions sus-hyoïdienne et sous-angulaire (angle de la mâchoire); la région sous-hyoïdienne, la base de la langue, l'épiglotte, les replis aryténo-épiglottiques sont pris à leur tour par continuité : un œdème (gonflement du cou) en résulte, et les fusées purulentes ou la suppuration prolongée peuvent entraîner la mort. Le phlegmon de l'orbite (inflammation du tissu lamineux de l'œil), la méningo-encéphalite (inflammation des méninges et des membranes qui recouvrent le cerveau) sont rares, mais ont été mentionnés par quelques auteurs. Delestre, dans un mémoire lu à l'Académie de Paris, séance du 17 février 1869, cite parmi les troubles nerveux consécutifs à la carie des dents : les troubles oculaires, tels que le larmoiement, l'hyperémie de la conjonctive (afflux de sang), la perte de la faculté d'accomodation (troubles visuels), l'amaurose (affaiblissement de la vue); il cite encore : l'otalgie (douleur nerveuse de l'oreille) et les bourdonnements d'oreille. Tomes cite des accidents épileptiformes consécutifs à la carie dentaire. L'hémiplégie faciale (paralysie qui occupe seulement une des moitiés de la face) a encore été citée par les auteurs. Le cancroïde de la langue provient aussi très souvent d'une irritation pro-

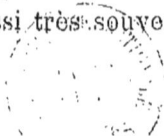

longée produite par un chicot dentaire. Enfin certaines personnes nerveuses, par suite des douleurs occasionnées par les dents, sont atteintes d'hypocondrie ; leur état mental devient irritable, et leur caractère peut subir quelquefois de tristes, mais réelles modifications.

ANATOMIE DESCRIPTIVE

On entend par anatomie descriptive l'étude qui a pour sujet les parties du corps dont l'examen doit être fait spécialement, et qui a pour but la connaissance de leur mode de connexion et de leur constitution. Cette étude comprend ici les mâchoires avec tous les organes qui s'y rapportent directement, c'est-à-dire les dents, les vaisseaux sanguins, les nerfs, les membranes articulaires et, enfin, les gencives.

Le maxillaire supérieur est un os pair et irrégulier, il constitue, en s'articulant sur la ligne médiane avec celui du côté opposé, la plus grande partie de la mâchoire supérieure et concourt à la formation des cavités buccale, nasale et orbitaires. Il a la forme d'une pyramide triangulaire dont la base regarde la paroi externe des fosses nasales et le sommet l'os malaire (os de la pommette). Dans le corps de l'os se trouve une cavité ayant aussi la forme d'une pyramide triangulaire, c'est le sinus maxillaire ou antre d'Hygmore. Il présente à considérer plusieurs conduits, gouttières ou canaux ; le plus important pour nous est le canal dentaire antérieur qui renferme les vaisseaux et les nerfs destinés aux dents. Ces vaisseaux sanguins sont des branches de la maxillaire interne, ce sont les artères dentaires antérieures et postérieures. Les nerfs sont des branches du maxillaire supérieur, une des trois ramifications du trijumeau. L'os maxillaire supérieur s'articule avec le frontal, l'ethmoïde et les autres os de la face, à l'exception du maxillaire inférieur. Il est spongieux au rebord alvéolaire (partie de l'os dans laquelle les dents sont enchassées).

Le maxillaire inférieur a la forme d'un fer à cheval ;
il a deux prolongements ou branches montantes. On lui
considère une partie basilaire ou os proprement dit, et
une partie alvéolaire qui supporte les dents. Il est articulé
par son condyle, et à l'aide de ligaments, aux deux os
temporaux. Les principaux muscles qui prennent insertion sur lui sont de chaque côté : le masséter, les ptery-
goïdiens interne et externe et le temporal. Ces muscles
président spécialement à la mastication des aliments et
permettent, par leurs contractions ou relâchements, les
mouvements d'élévation et de latéralité de la mâchoire
inférieure. Les muscles abaisseurs sont les genio-
hyoïdiens, digastriques, etc. Cet os est aussi parcouru
par un canal, le canal dentaire inférieur dans lequel
passent les vaisseaux sanguins et nerfs destinés soit à
l'os lui-même, soit aux racines de toutes les dents que
cet os supporte.

Les gencives sont cette portion de la muqueuse buccale
qui recouvre le bord alvéolaire des mâchoires et entoure
les dents. Le tissu qui les compose est riche en vaisseaux
sanguins, leur coloration est rouge et, à cause des
parties sous-jacentes, elles paraissent dures au toucher.
A leur surface on observe au microscope de grosses
papilles et des cellules épithéliales pavimenteuses : on n'y
trouve pas de glandules comme dans certaines parties
de la muqueuse buccale.

Les dents sont les organes qui nous intéressent le
plus spécialement, c'est pourquoi nous nous efforcerons
de décrire, aussi succinctement que possible, leurs
caractères généraux et particuliers, leur conformation
extérieure, leur structure et les parties molles avec
lesquelles elles sont en rapport direct.

A chaque dent nous pouvons considérer deux parties
distinctes: 1° Une partie presque totalement enchassée

dans la portion alvéolaire du maxillaire, c'est *la racine.*
2° Une partie libre, qui dépasse le rebord alvéolaire et
qui prend le nom *de couronne.* Entre cette dernière et
la racine se trouve un espace légèrement rétréci nommé
collet de la dent. Dans la partie interne de la dent se
trouve un canal ayant la même forme que l'organe, fermé
dans la couronne et ouvert à l'extrémité de la racine,
c'est le *canal radiculaire ou pulpaire.* Il renferme la
pulpe dentaire qui est spécialement formée de vaisseaux
sanguins et de nerfs. Cette pulpe est en connexion intime
avec une autre membrane souple mais formée par un
tissu résistant et solide que l'on nomme le *périoste
alvéolo-dentaire.* Ce dernier, après avoir entouré la racine
de la dent, remonte vers le collet, se replie et forme un
tissu fibro-muqueux en s'unissant à la muqueuse buccale.
Ce tissu constitue la gencive.

D'après leurs formes, les dents sont divisées en *incisives, canines, petites et grosses molaires.* Elles sont au
nombre de vingt dans la *dentition temporaire ou de lait,*
c'est-à-dire pour chaque mâchoire : 2 incisives centrales,
2 latérales, 2 canines, 4 petites molaires. On en compte
trente-deux dans la dentition permanente, seize pour
chaque mâchoire : 2 incisives centrales, 2 latérales,
2 canines, 4 petites molaires, 6 grosses molaires. Dans
ces dernières nous comptons les dents dites de sagesse.
Chacune de ces dents a une conformation particulière.
Les incisives sont taillées en bec de flûte à l'extrémité
de la couronne; elles sont tranchantes et présentent,
quand elles ne sont pas usées, trois dentelures. Elles
sont convexes extérieurement, leur face postérieure est
concave. Leurs racines sont simples, mais peuvent
présenter sur leurs faces latérales un petit sillon vertical.
Les incisives centrales supérieures sont plus larges que
les latérales et que les incisives inférieures ; les plus
petites sont les incisives moyennes inférieures.

Les canines ont une couronne très épaisse et très solide, de forme pyramidale et terminée par une pointe mousse. La racine est unique, avec deux sillons latéraux ; sa longueur est à peu près le double de la couronne. Les supérieures sont de beaucoup plus fortes que les inférieures.

Les petites molaires ont la couronne comprimée latéralement et pourvue, à sa partie triturante, de deux tubercules. La racine porte la trace d'un sillon vertical, quelquefois elles sont bifides au sommet de la racine. Les petites molaires supérieures ont souvent deux racines ; le cas se rencontre souvent pour les premières, plus fréquemment pour les secondes.

Les grosses molaires ont une couronne épaisse, avec un nombre variable de tubercules, quatre et quelquefois cinq. La racine est double pour les molaires inférieures, triple pour les supérieures. C'est le cas général, mais il peut se rencontrer des anomalies. Les racines peuvent s'écarter ou se rapprocher et ne dépassent ordinairement pas la couronne en longueur.

Les arcades dentaires correspondent aux rebords alvéolaires des deux mâchoires et sont formées de deux rangées de dents. Les supérieures dépassent en avant les inférieures. Chaque arcade possède une face antérieure convexe et une face postérieure concave. Sur leurs faces on observe les fissures dentaires ; elles varient suivant les dents et les individus.

Quant à leur structure, les dents sont composées de parties dures et de parties molles. Les parties dures sont *l'émail*, *l'ivoire* et *le cément* ; les parties molles : *la pulpe* et le *périoste alvéolo-dentaire* ; enfin viennent les gencives dont nous avons déjà parlé.

L'émail est cette substance blanc-bleuâtre, très solide, à cassure fibreuse, recouvrant toute la partie d'ivoire qui concourt à la formation de la couronne. Il est très épais sur la surface triturante des dents, mais il se continue jusqu'au collet en s'amincissant de plus en plus.

C'est là qu'il se termine. Il se compose de prismes pleins, dentelés, avec stries transversales et varicosités. Ses fibres sont parallèles, mais ses couches s'entre-croisent à angle aigu. Dans sa partie la plus voisine de l'ivoire, il présente des cavités allongées et irrégulières où vient se terminer une partie des canalicules dentaires. Il y a encore des espaces interglobulaires dont la multiplicité et le' volume favorisent la marche de la carie. Il y a encore une membrane protectrice de l'émail, amorphe, mince, à peu près inattaquable par tous les réactifs ; on la nomme membrane de *Nasmyth* ou *cuticule de l'émail*. Elle tend toujours à disparaître sous les efforts de la mastication.

Le cément est une substance ostéoïde qui recouvre la racine de la même manière que l'émail recouvre la couronne. Il recouvre aussi un peu l'émail au niveau du collet de la dent. Sa face externe est en rapport avec le périoste alvéolo-dentaire et la gencive. Sa face interne est unie à l'ivoire. Il a la même structure que l'os, avec la différence que les corpuscules osseux sont plus con-sidérables et qu'il ne renferme que peu ou point de ca-naux de Havers (canalicules dentaires).

L'émail est une production épithéliale, les autres parties de la dent se rapprochent de l'os proprement dit.

Le premier renferme à peine 4 p. % de substances organiques. Les cendres d'une dent contiennent 4 à 9 p.% de carbonate de chaux, 81 à 90 p. % de phosphate de chaux, 4 p. % de fluorure de calcium, 1 à 2 p. % de phosphate de magnésie.

Le périoste alvéolo-dentaire est interposé entre la dent dont il recouvre entièrement la racine et les parois alvéolaires. Il est plus adhérent à la dent qu'à ses parois. Il est mou, composé de tissu fibreux et de fibres élastiques; les vaisseaux sanguins qu'il contient se distribuent au cément et aux parois alvéolaires.

La pulpe dentaire est une substance molle, rattachée au périoste alvéolo-dentaire ; elle traverse, par un pédicule mince, l'extrémité du canal radiculaire pour pénétrer dans ce canal qu'elle remplit totalement. Elle est formée par une substance molle, rougeâtre, adhérente à la face interne de l'ivoire ; à sa surface se trouvent des cellules dentaires particulières, destinées à envoyer des prolongements fins dans les canalicules dentaires. Ces prolongements fins constituent les fibres dentaires. La pulpe est riche en vaisseaux sanguins et en nerfs, ou n'y observe pas la présence de lymphatiques.

La papille dentaire est le premier rudiment de la dent. Elle est formée par du tissu muqueux embryonnaire qui reçoit plus tard l'insertion du follicule dentaire dont elle est coiffée à la manière d'un capuchon. Cette papille possède à sa surface des cellules nommées odontoblastes, qui, par leur calcification, donneront plus tard naissance à l'ivoire ou dentine. La papille elle-même se transforme et devient la pulpe dentaire. A ce moment apparaît l'organe de l'émail avec trois couches distinctes : 1° une couche moyenne ou pulpe de l'émail; 2° une couche externe ou membane de Nasmyth ; 3° une couche interne qui donne naissance aux prismes de l'émail. En dehors de ce deriner se trouve le sac dentaire qui revêt toutes les membranes précédentes, mais qui s'ouvre quand la dent fait son éruption, se rabat sur le collet de la dent et se continue avec la gencive après avoir tapissé les racines et les parois alvéolaires. Ce sac dentaire n'est pas autre chose que le périoste alvéolo-dentaire.

Les dents commencent à apparaître dans l'ordre suivant : pour la première dentition, dentition temporaire ou de lait :

Incisives centrales de 7 à 8 mois.
— latérales de 7 à 9 mois.
Canines de 17 à 18 mois.
Premières molaires de 20 à 24 mois.
Deuxièmes — de 24 à 34 mois.

Toutes ces dents temporaires sont remplacées par des dents permanentes; la disparition des premières marque l'époque de l'apparition des secondes. Une seule exception existe pour les deux premières grosses molaires inférieures qui apparaissent entre 6 et 7 ans et sont permanentes. Les autres apparaissent dans l'ordre suivant :

Incisives moyennes et latérales. . . .   7 à 9 ans.
Premières petites molaires. . . . . . . } 9 à 11 ans.
Deuxièmes   —   . . . . . . }
Canines . . . .   12 ans.
Deuxièmes grosses molaires . . . . .   12 à 13 ans.
Troisièmes ou dents de sagesse. . .   18 à 25 ans.

Ces tableaux ne sont qu'approximatifs, car il se montre beaucoup d'exceptions à cette règle générale. Au moment où les dents permanentes refoulent les dents de lait, la racine de ces dernières se résorbe, disparaît, et la couronne, n'étant plus fixée dans la mâchoire, finit par tomber.

Ces quelques connaissances sur les dents nous permettent d'aborder directement les maladies qui s'y rattachent.

ACCIDENTS QUI RÉSULTENT
DE LA DENTITION

Pendant toute la durée de la formation des dents de
lait, les enfants sont atteints de différents malaises auxquels on a donné le nom de *prurit de dentition*. *C'est
une sensation*, nous dit Delabarre, *qui porte les enfants
à se frotter les mâchoires avec les doigts*. Ce prurit,
par sa persistance et son intensité, agace et irrite le
système nerveux, trouble le sommeil et les fonctions
digestives et ne tarde pas à compromettre la santé et la
vie des nourrissons. En effet, les enfants sont tourmentés
par une démangeaison très vive dans les gencives, et ils
portent à la bouche, non seulement leurs doigts, mais
aussi tous les objets dont ils peuvent s'emparer. Cette
sensation prolongée devient tellement irritante qu'ils
s'exaspèrent, se tordent et poussent des cris. C'est de
l'énervement plutôt que de la douleur. L'enfant perd le
sommeil, l'appétit ; il est sujet à des vomissements, des
diarrhées, des convulsions qui, agissant simultanément
sur la santé générale, compromettent rapidement la
vitalité de la petite créature et mettent son existence
en danger. M. le professeur Trousseau recommande
spécialement de combattre les diarrhées infantiles par
les moyens les plus énergiques. Indépendamment de
ces troubles divers, nous pouvons citer une sécrétion
exagérée de la salive, du gonflement des gencives qui,
par continuité des muqueuses, peut s'étendre à toute la
bouche et engendrer la fièvre. Il faut obvier à ces
inconvénients par une incision sur les gencives, si la
chose est nécessaire, ou par l'application de collutoires
doux et calmants. On peut aussi faire sucer à l'enfant

des figues grasses ou de la pâte de guimauve. Ne pas abuser des liquides qui renferment de l'opium, de la cocaïne, etc. ; la moindre imprudence quelquefois est fatale.

Au sujet de la santé générale, nous avons montré combien chacun de nous doit apporter de soins à ses dents, pour que la mastication se fasse bien, et que l'estomac puisse digérer sans peine les aliments. Ces conseils donnés à l'adulte s'appliquent aussi à l'enfant dont les dents temporaires sont appelées à jouer le même rôle que les dents permanentes, et cela sur un organisme plus frêle et plus délicat. C'est donc à cette époque de la vie que les soins sont le plus nécessaires, qu'il importe le plus de veiller à ce que les dents de lait soient toujours en bon état. Si elles se carient, il faut les arranger ; leur extraction est contre-indiquée par tout dentiste consciencieux, à moins cependant qu'elles ne viennent à occasionner des troubles que toute autre intervention ne serait capable d'empêcher. Elles sont utiles au même titre que les dents permanentes, non-seulement pour la mastication, mais aussi pour la phonation, l'articulation des sons, et pour favoriser le développement normal des mâchoires. Il est compréhensible que la chute prématurée des dents temporaires doit amener du retrait dans les mâchoires, et qu'au moment de la seconde dentition, les dents permanentes, étant trop serrées les unes contre les autres, feront leur éruption dans de fausses directions. Il y aura en plus à craindre que ces dernières soient en contact avec des dents de lait cariées. Dans ce cas, il y aura non-seulement difformité, mais encore des souffrances de plus ou moins longue durée. S'il y a persistance d'une dent de lait dans l'âge adulte, et qu'il se passe quelque chose d'anormal dans les mâchoires à la suite de cette cause, il est nécessaire de l'ôter afin d'éviter toute trace de suppuration. Il est, en effet, assez fréquent que des abcès douloureux sont consécutifs à la carie des dents de lait.

L'harmonie des traits est fréquemment troublée par l'irrégularité des dents. Il y a plus encore ; cette irrégularité est très souvent la cause de blessures diverses sur les muqueuses et de gêne dans les différents mouvements de la machoire inférieure. On peut, il est vrai, éviter ces ennuis par des *appareils de redressement*, ou quelquefois simplement par une petite opération. Ces appareils rendent sans doute beaucoup de services pour régulariser les arcades dentaires, mais il est incontestable que si les parents portaient une attention plus grande à la dentition temporaire des enfants, dans un grand nombre de cas, tout se passerait naturellement et normalement, et il ne serait pas nécessaire d'en arriver à la confection de ces appareils.

Les accidents consécutifs à la seconde dentition sont moins nombreux. Nous ne pouvons cependant pas passer sous silence ceux qui peuvent arriver à la suite de l'éruption difficile de la dent de sagesse. Très souvent cette dent est atrophiée à cause du manque de place ; mais, dans les cas où son éruption est difficile, ou qu'elle est incluse dans l'épaisseur de l'alvéole, quelquefois même dans la branche montante du maxillaire inférieur, elle peut donner naissance à des douleurs intolérables, à des abcès multiples et dangereux. Ajoutons à cela ces arthrites et ces contractions des mâchoires qui rendent l'alimentation impossible. Dans tous ces cas, l'extraction est obligatoire parce que, non seulement le pus peut fuser dans des régions délicates, mais encore favoriser les inflammations, le gonflement des glandes et, enfin, la formation de ces fistules intarissables et laides qui s'ouvrent très souvent à la face.

DES MALADIES DES DENTS

Les dents, avons-nous dit, à la suite de certaines causes, peuvent présenter de nombreuses irrégularités que nous citerons très succinctement. L'*hétérotopie* est cette irrégularité dans laquelle une dent occupe une place dans la mâchoire hors du lieu où elle est placée normalement. Dans l'*antéversion* les dents sont placées en avant, et trop en arrière dans la *rétroversion*. Il y a encore la *latéroversion*, inclinaison en avant ou en dedans. Dans la *rotation,* la dent, incisive ou canine, pivote sur elle-même et sa face antérieure peut regarder de côté ou même en arrière. *L'émergence* se distingue par une élongation ou un raccourcissement de l'organe. Ces anomalies ne constituent pas une maladie de l'organe et peuvent la plupart du temps disparaître à la suite d'une opération ou sous l'influence d'un appareil de redressement.

Les maladies des dents sont trop nombreuses pour qu'il nous soit possible de toutes les décrire, nous nous attacherons aux plus importantes, aux plus fréquentes. On peut les diviser en : 1° lésions traumatiques, 2° lésions vitales et organiques des parties dures, 3° lésions vitales et organiques des parties molles.

Les lésions traumatiques, comme les autres lésions de l'organe, du reste, par la nature de son tissu, sa friabilité individuelle, sénile ou pathologique, reconnaissent des causes prédisposantes. Les causes déterminantes sont les chocs, les chutes, les pressions brusques, les tractions violentes etc... Parmi ces lésions traumatiques nous citerons : 1° les fractures complètes ou partielles, Il peut y avoir simple éclatement, sans ouverture de la cavité pulpaire. La fracture peut être horizontale ou oblique, quelquefois longitudinale, 2° les luxations qui peuvent ébranler et déplacer les dents, même en occasionner l'expulsion complète. Les luxations sont donc complètes ou partielles; quelquefois elles sont compliquées de fracture de l'alvéole, du bord alvéolaire avec ou sans déchirure de la gencive. On a cité aussi des cas d'enfoncement des dents. Une canine, par exemple, qui pénètre dans le sinus maxillaire et y détermine des abcès graves et douloureux.

Parmi les lésions vitales et organiques des dents, il en est qui s'adressent spécialement aux parties dures, d'autres qui s'étendent aux parties molles. Les premières sont la *carie des dents, les lésions hypertrophiques (odontomes et exostoses)*, et les tumeurs formées par le tartre dentaire. Les lésions vitales et organiques des parties molles sont les inflammations de la pulpe dentaire (*pulpite*) et du périoste alvéolo-dentaire (*périostite alvéolo-dentaire*).

La carie est une affection spéciale de la dent dans laquelle ses parties dures, de la périphérie au centre, subissent la désagrégation, le ramollissement et la destruction. Les causes de cette affection sont prédisposantes et déterminantes. Les unes sont accidentelles ou traumatiques ; ainsi la privation des moyens naturels de protection : membrane de Nasmyth et émail. Il faut rechercher ces causes dans les fractures, l'érosion, l'usure. Les causes physiologiques sont attribuées à des vices de développement de l'organe dentaire. La couche d'émail peut être excessivement mince, délicate et se laisser facilement pénétrer; le développement du réseau anastomotique des fibres nerveuses dans les espaces interglobulaires, la multiplication et le volume de ces derniers peuvent aussi hâter la marche de la carie.

L'hérédité peut jouer un rôle dans les vices de structure de ces organes; il en est de même de l'influence des eaux, du climat et de la différence des races. Certaines eaux acidulées, ferrugineuses ou autres ont aussi une action désorganisatrice sur les parties dures de la dent. Mais les causes chimiques sont de beaucoup les plus nombreuses. Dans les inflammations locales de la bouche (*stomatites*), dans les affections du sang, de l'estomac, dans les fièvres diverses, la réaction alcaline de la salive normale peut être modifiée ; cette salive devient acide ; elle est une cause d'altération de l'organe dentaire. Il en est de même pour les acides acétique, lactique, carbonique, malique, pour les fruits et boissons acides, le cidre, les fermentations sucrées, albuminoïdes et la putréfaction des aliments qui séjournent dans les interstices dentaires. Ajoutons à cela les agents destructeurs souvent mis en contact avec les dents, ainsi: l'alun, les oxalates, les tartrates et autres sels acides. Citons encore les différents parasites de la bouche dont nous parlerons en même temps que nous étudierons le tartre dentaire. Les causes de la carie sont donc multiples et nous ne serons pas étonnés si, de tous temps, les auteurs ont prescrit des soins particuliers pour combattre cette affection.

D'après ses parties dures et ses parties molles on peut reconnaître à la carie quatre périodes ou degrés distincts : 1er degré, quand l'émail seul se désagrège ; 2me degré, quand l'ivoire est attaqué à son tour ; 3me degré, quand la désagrégation atteint la cavité radiculaire et met la pulpe à nu ; 4me degré, quand l'inflammation de la pulpe se continue au périoste alvéolo-dentaire. Dans les deux premiers degrés, les douleurs ne sont pas violentes, l'émail perd sa transparence, change de couleur, devient poreux ; l'ivoire, d'opaque qu'il était, devient transparent d'abord, puis change de couleur en se décalcifiant,

C'est à ce moment que le travail des parasites s'active le plus dans les cavités cariées, que les douleurs commencent à se faire violemment sentir et que l'haleine devient fétide. Quelques personnes ne souffrent pas à la suite de la carie de leurs dents, mais le plus souvent la douleur est provoquée par des changements brusques de température. Cette douleur peut s'étendre de l'organe affecté aux différents nerfs de la face et produire ces rages de dents qui ne sont autre chose que de violents accès de névralgie. Si la carie est humide, la fétidité de la bouche devient insupportable ; si elle est sèche, elle ne produit aucun désordre et ne fait que de lents progrès.

Dans le troisième degré il peut se présenter plusieurs alternatives. Quelquefois, la pulpe peut se calcifier et former dans le canal radiculaire un amas connu sous le nom d'*odontome pulpaire*. Mais, le plus souvent, la pulpe, au contact de tous les détritus et des parasites, s'enflamme et se gangrène. La couronne tombe elle-même en détritus et provoque, avec l'inflammation putride de la pulpe, cette fétidité dont nous avons parlé et qui est insupportable pour le malade lui-même. Après la destruction de la pulpe la douleur peut cesser et les racines, toujours nourries par le périoste alvéolo-dentaire, restent fixées dans leurs alvéoles. Ici l'inflammation de la pulpe ne s'est pas communiquée par continuité au périoste alvéolo-dentaire, mais c'est le cas le plus rare. Ordinairement, l'inflammation se communique au périoste qui s'épaissit par l'afflux du sang, comprime les nerfs dentaires, rend les dents ou les racines douloureuses à la plus légère pression, provoque ces douleurs violentes dans toute la face et, enfin, finit par former ces abcès qui s'ouvrent le plus souvent sur la gencive et quelquefois aussi sur la face. Ces ouvertures forment ces fistules qui sont intarrissables tant que les racines restent incluses dans la mâchoire. Elles peuvent, sous

différentes influences, renouveler ces fluxions douloureuses accompagnées de l'hypertrophie des glandes qui
sont dans le voisinage de la dent malade. Si nous parlons
ainsi de la pulpite et de la périostite alvéolo-dentaire
dans ce qui concerne la carie, c'est uniquement pour
arriver à la période ultime de cette dernière, c'est-à-dire
à la nécrose consécutive et inévitable du sommet des
racines. Tels sont les accidents locaux de la carie ; quant
aux accidents généraux ils sont les mêmes que ceux de
la dentition. Nous en avons parlé précédemment.

Les lésions hypertrophiques des dents, c'est-à-dire
l'augmentation de volume de ces organes, s'adressent à
une même série, incisives par exemple, et reconnaissent
ordinairement pour cause une irritation. Cette hypertrophie n'intéresse quelquefois qu'une seule dent. C'est
une anomalie sans conséquence dans la plupart des cas ;
elle peut cependant donner lieu à des accidents plus ou
moins graves lorsqu'il s'agit de dents à éruption tardive,
la dent de sagesse particulièrement. D'autres fois, ces
hypertrophies partielles, congénitales ou acquises, sont
de véritables tumeurs des dents. Nous avons déjà cité
ces ossifications de la pulpe qui constituent les odontomes
pulpaires, mais les autres tumeurs des dents, *odontomes
coronaires et radiculaires*, résultent d'une irritation
formative d'un point du bulbe dentaire au moment où
la couronne commence à se former. Ces odontomes
coronaires sont des masses informes, irrégulières,
remplies de cavités, de dépressions ; ils ne sont pas
dangereux. Si, par hasard, ils viennent à blesser les
tissus mous des gencives, de la langue, le traitement
indiqué est l'extraction.

L'odontome radiculaire est aussi congénital ou acquis.
Il se forme en même temps que la racine, présente à
peu près la même structure que l'odontome coronaire, se
recouvre de cément, subit une augmentation de volume

à la suite de sa réunion avec de nouvelles couches de cellules d'ivoire.

Les inflammations chroniques du périoste alvéolo-dentaire donnent quelquefois naissance à certaines tumeurs nommées *exostoses*. Ces proliférations peuvent s'étendre à une ou à plusieurs racines, souvent même à plusieurs dents. Par leur structure elles ressemblent à l'odontome radiculaire. Elles peuvent se détacher, se résorber ou occasionner les mêmes accidents que la périostite chronique ou la pulpite. Dans ces cas l'extraction de la dent devient nécessaire.

Le tartre dentaire est formé par les sels calcaires qui sont contenus dans la salive. Ce sont des carbonates et des phosphates de chaux mêlés à des résidus de parcelles alimentaires, des lamelles épithéliales, de la ptyaline, de la mucine, de certaines graisses et, enfin, aux différents parasites de la bouche. Il se dépose sur la couronne des dents au niveau du collet ; il est rugueux au niveau de la gencive qu'il irrite et enflamme ; il finit ensuite de la décoller par l'accumulation de nouveaux dépôts. Il produit les mêmes troubles sur le périoste alvéolo-dentaire. Ce dernier s'enflamme à son tour, suppure et le pus sort entre la gencive et le tartre. — La dent n'ayant plus ses connexions avec les tissus voisins, devient mobile et peut tomber d'elle-même. L'haleine est fétide. La coloration du tartre, suivant qu'il est d'ancienne ou de nouvelle formation, varie du jaune au brun foncé. Il peut être coloré par les aliments, les boissons, la fumée du tabac, etc... Il est mou et humide ou dur. Dans le premier cas, il attaque les parties dures de la dent ; il occasionne beaucoup moins de désordres quand il est dur.

Le tartre, disions-nous, contient les divers infusoires ou microbes de la bouche. Ces micro-organismes unissent leur action destructive à celle de toutes les fermentations acides de la bouche ; pour mieux se développer et vivre, il leur faut un milieu acide. Cette acidité de la bouche indique de suite soit un défaut d'hygiène, soit une altération fonctionnelle de l'organisme, un trouble du côté des voies digestives, une maladie du sang ou une maladie fébrile. La plupart du temps on doit rechercher la cause dans un défaut de propreté des dents. Les parasites trouvent donc un milieu ambiant favorable à leur développement et l'haleine devient d'une fétidité insupportable. Ces microbes jouent un rôle très important dans la marche de la carie dentaire.

Les *leptotrix buccalis* que l'on rencontre le plus fréquemment à la surface de la langue, dans les matières accumulées dans les interstices des dents et dans les cavités cariées, sont des microbes sous forme de filaments, de batonnets formés par les tubes brisés ou recourbés de cette algue; c'est un parasite végétal. Les *vibrions* sont probablement des champignons plutôt que des algues; ils sont droits ou flexueux, mais possèdent une grande vivacité dans leurs mouvements ondulatoires. Quelques-uns d'entre eux affectent la forme de filaments tordus en hélice; leur mouvement se fait dans l'axe de cette dernière. On leur a donné le nom *de spirilles*. Les *monades* que l'on rencontre dans la bouche sont des infusoires unicellulaires, c'est-à-dire formés d'une seule cellule. Les *Volvox* appartiennent à l'ordre des infusoires flagellés; ils sont formés par des filaments locomoteurs mous, mais leurs téguments sont soudés en masse commune. Toutes ces bactéries sont invisibles à l'œil nu; pour les reconnaître, l'usage du microscope est nécessaire. L'*Oïdium albicans* est le champignon de cette inflammation de la bouche que l'on observe chez les enfants et à laquelle on a donné le nom de muguet. Les aphtes sont de petites ulcérations blanchâtres que l'on observe aussi sur la muqueuse buccale et sur celle du tube digestif. On y rencontre aussi un parasite particulier nommé le *lepto-mitus*. Ces deux derniers sont passagers, disparaîssent avec la maladie dans laquelle on les rencontre et ne doivent pas, à notre point de vue, être rangés parmi les véritables habitants de la bouche qui peuvent naître et se développer en quelques heures dans un milieu propice, et que l'on observe à tous les âges de la vie.

La pulpite et la périostite sont des affections qui nous sont déjà connues, l'une est l'inflammation de la pulpe, l'autre celle du périoste alvéolo-dentaire. La pulpite débute au moment où la carie atteint le canal radiculaire. Parmi les causes de cette affection autres que la carie, nous pouvons citer le traumatisme et le froid humide, mais c'est surtout au contact de tous les détritus, ferments et parasites que la pulpe devient rouge, boursouflée et très douloureuse au toucher. Quelquefois même, épaissie par l'afflux du sang, elle fait hernie dans la cavité cariée. La douleur occasionnée par cette inflammation simule souvent la névralgie, elle se manifeste par de violents accès qui se localisent non seulement à la dent, mais encore sur toute l'étendue du nerf dentaire et de ses ramifications. L'inflammation a deux formes : 1° la forme aiguë ; 2° la forme chronique, dans laquelle la pulpe se détruit plus lentement par la suppuration ou par la putréfaction.

La périostite alvéolo-dentaire reconnaît aussi pour cause les traumatismes divers, mais elle est ordinairement consécutive à la destruction de la pulpe. Le périoste s'enflamme à son tour, se tuméfie, et un liquide séreux s'écoule à la pression. Quelquefois la putréfaction commence et il se forme une collection purulente qui ne tarde pas à se faire jour soit dans les canaux radiculaires, soit au collet de la dent, entre ce dernier et la gencive, soit encore à travers l'alvéole et la gencive, souvent même à travers la peau de la face. Nous sommes alors en présence d'une fistule intarissable qui, dans la suite, se propage à l'os de la mâchoire et donne lieu à une ostéo-périostite. Cette affection déjà plus grave, réclame l'intervention chirurgicale si l'on veut éviter de plus grands désordres. La périostite alvéolo-dentaire est reconnaissable au sentiment de malaise qu'elle procure, à la sortie incomplète de la dent de son alvéole par suite de l'épaississement du périoste, et par sa plus ou moins grande mobilité. A ce moment, il y a une forte hyperémie dans le voisinage de la dent, la douleur devient plus forte et le malade ne peut ni fermer la bouche, ni supporter la moindre pression sur l'organe affecté. C'est alors que commencent ces fluxions qui durent plusieurs jours et qui peuvent s'étendre dans des régions délicates. L'abcès s'ouvre enfin en dedans ou en dehors de la cavité buccale. Dans cette affection on observe toujours la fièvre, des frissons, de l'inappétence et des insomnies.

La périostite alvéolo-dentaire de la dent de sagesse, à cause de l'éruption difficile de cette dent ou de son inclusion dans l'épaisseur de l'alvéole ou de la branche montante de la mâchoire inférieure, peut donner lieu à des troubles encore plus graves. Non seulement cette dent est sujette à la carie et à tous les désordres des autres dents, mais encore, dans les cas d'inclusion dans la mâchoire, les abcès à fistules multiples auxquels elle donne naissance soit dans la bouche, soit à travers les muscles masticateurs et la peau, sont accompagnés souvent de ces inflammations des ligaments articulaires qui paralysent les mouvements de la mâchoire inférieure. Disons aussi que les abcès diffus auxquels elle a donné lieu ont souvent été cause de lésions assez graves pour amener la mort. Comme la pulpite, si ce n'étaient quelques caractères différentiels, la périostite alvéolo-dentaire simulerait à certains moments la névralgie faciale.

Les difformités des dents ont été citées précédemment.

Ce sont les anomalies de position et de nombre ; il en est d'autres qui résultent de l'état de santé des individus. L'hérédité joue aussi un rôle dans l'état de structure des dents. C'est ainsi que nous avons l'*érosion dentaire* due à des alternances de bonne et de mauvaise santé. Ces érosions se présentent en nappes ou en étages. C'est pendant la période d'évolution de la dent qu'elles se forment. Les maladies des enfants, telles que la rougeole, la scarlatine, les convulsions, etc... peuvent être considérées comme causes directes de ces altérations. Quelquefois ces défauts de structure de l'émail et de l'ivoire rendent la dent tellement informe que Tomes leur a donné le nom de dents en *gâteaux de miel*. Les lésions des dents peuvent être atrophiques et résulteraient d'une affection héréditaire, la syphilis, par exemple. Ainsi, les dents syphilitiques présentent un aspect très caractéristique. Dans le rachitisme, les dents sont arrêtées plus ou moins dans leur marche d'éruption ; elles ne présentent aucune difformité ; elles sont ordinairement naines. La scrofule et la tuberculose n'ont aucune action sur la dentition.

Certaines affections des mâchoires sont consécutives aux pulpites et aux périostites. Nous devons les mentionner, sans cependant entrer dans certaines considérations sur les troubles qui intéressent spécialement les maxillaires. Ces troubles sont du ressort de la médecine proprement dite. Néanmoins, la nécrose des mâchoires (gangrène des os) est une affection qui reconnaît pour causes des traumatismes, des pressions, certains troubles vasculaires, l'introduction de certains virus et microorganismes ; enfin, des troubles émanant du système nerveux. Mais si les maxillaires, à cause de leur structure intime et extérieure, de leur position sous les muqueuses, de leurs alvéoles et de leurs conduits nerveux et vasculaires, paraissent être le siège de prédilection des nécroses, il faut ajouter que les périostites alvéolo-

dentaires en sont souvent les causes déterminantes. La
nécrose de la mâchoire supérieure, selon Magitot, ne
serait jamais consécutive à une pulpite ; il faut que le
périoste alvéolo-dentaire soit atteint par continuité. La
nécrose de la mâchoire inférieure est ordinairement
consécutive à des affections générales et à des intoxications. Ainsi la scrofule, par exemple, prédispose à la
nécrose des maxillaires supérieurs et des os du nez principalement. Il faut la combattre énergiquement par les
moyens indiqués (iode, bonne alimentation, air pur, etc..) si
l'on veut enrayer le mal local et général. Le traitement
externe consiste à pratiquer des incisions pour donner
issue au pus et à faire des pansements et des lavages
antiseptiques. Dans les cas où une portion de l'os se
détache et devient mobile dans les tissus mous *(séquestre)*,
l'intervention chirurgicale est nécessaire.

Telles sont, en général, les affections des dents. Il
est évident que nous avons omis bien des cas particuliers. En effet, notre but ici n'est pas de faire un traité
complet sur la dentition, mais simplement de mettre en
garde le public contre certaines affections qui, dans un
temps plus ou moins rapproché, peuvent amener de
grands troubles locaux et généraux. Il nous reste encore,
avant de terminer, à étudier les différents traitements
de ces diverses maladies des dents et de consacrer un
chapitre succinct à l'hygiène de la bouche.

TRAITEMENT DES MALADIES DES DENTS

S'il s'agit d'une fracture de la couronne, sans ouverture de la pulpe, il est nécessaire d'émousser la surface fracturée de la dent, de la rendre lisse, afin que les substances alimentaires n'y puissent pas séjourner. Cette opération de peu d'importance se fait avec des instruments délicats. Si, au contraire, la fracture est incomplète et met la pulpe à découvert, le devoir du praticien est de couper la dent au niveau de la gencive, d'ôter la pulpe, de faire des pansements dans le canal radiculaire pour y fixer une dent à pivot. Ici, nous parlons des incisives et des canines. Si la fracture intéresse la couronne et la racine et qu'elle ait occasionné une périostite alvéolo-dentaire, l'extraction est indiquée. Il arrive quelquefois cependant qu'on peut, à l'aide d'une virole, réunir les deux sections de la fracture et en amener la consolidation. Dans ce dernier cas, le plus rare sans doute, le cément, l'ivoire et même l'émail prennent part à la formation du cal, mais c'est plutôt par la sécrétion de la face interne du périoste alvéolo-dentaire qu'il se forme.

Dans les luxations, les dents peuvent être simplement ébranlées ; dans ce cas, les résolutifs et les astringents, unis à des soins de propreté de la bouche, se rendent maîtres, en peu de jours, de cette affection. Si la luxation s'adresse à une seule dent, à l'aide d'une ligature ou d'une coiffe de gutta-percha moulée sur cette dent et sur les voisines, on parvient très facilement à la consolider. Si la dent est complètement luxée, c'est-à-dire sortie de son alvéole, il est encore possible, et la chose se pratique beaucoup actuellement, de la remettre à sa place après l'avoir bien lavée, et de la maintenir, comme dans le cas précédent, autour des dents voisines. Elle reprendra ses connexions dans un très bref espace de temps. Ce système est la *réimplantation des dents* ou *greffe dentaire*. Dans une époque antérieure à la nôtre, mais très rapprochée cependant, certains praticiens peu consciencieux, dans un but intéressé, ne se faisaient aucun scrupule d'enlever les dents saines d'un malheureux pour les réimplanter dans la bouche de Mondor ou de Phylis.

L'enfoncement des dents est plus difficile à soigner, surtout lorsqu'il se forme des abcès très douloureux à la suite de l'introduction de racines dans le sinus maxillaire. Ces troubles qui s'adressent plus spécialement à la mâchoire supérieure, et qui sont occasionnés par des traumatismes divers, réclament l'intervention chirurgicale et les ressources de la thérapeutique. Le soin de ces maladies, soit pour arriver à leur guérison parfaite, soit pour remplacer les organes qui auront été brisés ou que l'opération aura dû enlever à cause de leur nocuité, doit être confié à des chirurgiens dentistes instruits et expérimentés.

Le travail du dentiste sera encore plus délicat et plus spécial lorsqu'après certaines fractures complètes ou partielles des maxillaires, ou même après certaines opérations qui se pratiquent sur ces organes, il cherchera à leur rendre leurs mouvements et leurs fonctions par des appareils de redressement, de contention et même par de véritables pièces de prothèse compliquées. Les affections des mâchoires sont nombreuses et beaucoup d'entre elles réclament l'intervention de la chirurgie. Ainsi, les lésions et fractures occasionnées par des traumatismes divers, les ostéo-périostites du bord alvéolaire et du corps des maxillaires, les nécroses, la carie, certaines tumeurs kystiques et odontopathiques, etc...

Le traitement de la carie dentaire, quand les canaux radiculaires ne sont pas encore ouverts et que les pulpes ne sont pas à nu, consiste à faire un nettoyage parfait de la cavité cariée, c'est-à-dire d'exciser et d'éliminer, à l'aide d'instruments spéciaux, toute la surface envahie par le mal. Quand la cavité est préparée, il est nécessaire encore de la désinfecter soigneusement avant de la remplir avec une substance obturatrice.

Les *substances obturatrices* sont très nombreuses et de qualités différentes, mais un dentiste bon praticien saura choisir ses matériaux, apprécier la sensibilité de chaque dent et l'arranger avec la substance qui lui conviendra le mieux. C'est ainsi qu'il fera usage de l'or, des amalgamés, des mastics, de la gutta-percha, etc,

La pulpe est-elle mise à nu par la carie ? le dentiste procédera au nettoyage de la dent, comme dans le cas cité plus haut ; ensuite, si, d'après la méthode conservatrice préconisée aujourd'hui par les savants, il parvient, à l'aide de pansements appropriés, à conserver la pulpe et à la recouvrir d'une substance qui n'exerce sur elle aucune pression et qui n'entraîne à aucune inflammation, il pourra remplir le reste de la cavité avec l'une ou l'autre des substances obturatrices mentionnées plus haut. Il est nécessaire cependant de protéger la pulpe par une substance non conductrice du froid et de la chaleur, les changements brusques de la température pouvant occasionner son inflammation.

Dans les cas d'inflammation, de suppuration ou de putréfaction de la pulpe, il procédera à sa cautérisation avec des substances le moins possible irritantes, puis il en fera l'extirpation. Après avoir pansé et obturé le canal radiculaire, il finira de remplir la cavité cariée. Quand une dent, malgré tous les efforts les mieux combinés, aura résisté à tous les traitements et sera cause d'abcès radiculaires et alvéolaires, de fistules intarissables, etc., l'indication est de l'extraire si l'on veut éviter des accidents secondaires plus graves. Ainsi, l'on procédera dans les cas de caries dentaires, qu'elles appartiennent à n'importe quel degré, qu'elles soient accompagnées de pulpite ou de périostite.

Les médicaments employés pour guérir les troubles consécutifs à la carie des dents sont très nombreux ; nous en citerons quelques-uns en passant, sans les étudier. Ainsi, l'iodoforme, l'acide phénique en diverses solutions, le sublimé corrosif à un pour mille, le chloral, le térébène, le naphtol, la résorcine, le tannin, la créosote, l'acide borique, le coaltar, etc., comme antiputrides et antifermentescibles ; le charbon, les chlorites et hypochlorites, le permanganate de potasse, le salol, etc., comme désinfectants ; les préparations gommeuses et mucilagineuses, comme adoucissants et émollients dans les affections inflammatoires de la bouche ; les astringents végétaux tirés de la noix de galle, du ratanhia, du cachou, etc., comme révulsifs et pour faire cicatriser les plaies qui résultent des opérations ou des traumatismes divers. Les pointes de feu rendent aussi de très grands services dans les cas d'inflammation des gencives et pour fortifier les dents ébranlées.

Pour détruire les pulpes que toute intervention n'a pu conserver, on a fait longtemps usage de l'acide arsénieux ; aujourd'hui, c'est un médicament qu'on est tenté d'abandonner à cause des douleurs que son application occasionne. Le cobalt, mêlé à certaines substances agissant sur la vascularisation et le système nerveux dentaires, remplit mieux le but de détruire la pulpe moins douloureusement, mais nous ne saurions trop préconiser, même à nos confrères, la préparation du docteur W. Wood, que nous employons avec un succès irrécusable depuis ces dernières années. Elle remplit, en effet, ce but sans le dépasser et surtout sans occasionner de douleur. Son application répétée sur la pulpe ne cause aucun désagrément au patient et n'est jamais une cause déterminante d'une périostite, comme il arrive souvent après l'application d'une pâte de cobalt. Cette préparation du docteur W. Wood, *nommée Nervine,* est appelée à rendre d'éminents services à l'art dentaire.

HYGIÈNE DE LA BOUCHE

ET DES DENTS

L'hygiène est cette partie des sciences médicales qui s'occupe des règles à suivre pour maintenir dans leur état normal l'action des différents organes dans les différents âges, les différentes constitutions, les différentes conditions de la vie et les différentes professions. Elle indique l'usage que l'on doit faire des choses placées hors de nous ou qui émanent de nous-mêmes, soit pour satisfaire à nos besoins, soit pour la conservation de l'existence ou de la santé. Dans un sens plus restreint, l'hygiène de la bouche comprend les mesures et soins nécessaires pour éviter tout désordre dans les différents organes qu'elle renferme et pour empêcher toute affection morbide dans ses différents tissus.

La première des conditions nécessaires à la conservation des dents est, sans contredit, la propreté de ces organes et de la bouche. Nous savons, en effet, que l'usage de la brosse à dents empêche l'accumulation du tartre et débarrasse les interstices dentaires de tous les résidus d'aliments qui, sous l'influence des sécrétions salivaires et des différents parasites de la bouche, peuvent donner lieu à des fermentations plus ou moins acides. Ces fermentations, dont nous avons déjà parlé précédemment, attaquent les parties dures de la dent; l'émail lui-même, qui ne se laisse pas rayer par les instruments, mais seulement par le diamant ou la lime, ne résiste pas à l'action des acides. Il importe donc que chaque personne, au moins une fois dans l'année, rende visite à son dentiste pour se faire nettoyer les dents et se les faire examiner, afin de soigner les caries à leur début, ce qui est préférable si l'on veut obtenir des obturations de longue durée. Le tartre, qui s'accumule principalement sur les grosses molaires supérieures et sur les incisives et canines inférieures, étant une sécrétion salivaire, se forme continuellement et rien ne saurait empêcher sa formation, si ce n'est l'usage de la brosse. Encore, par sa dureté, résiste-t-il et exige-t-il l'usage des instruments pour être enlevé. C'est le seul moyen de combattre au début le déchaussement et l'ébranlement des dents, car le tartre a pour siège de prédilection le collet de la dent et la partie interne de la gencive qu'il irrite, enflamme et tuméfie. Indépendamment de ces troubles, comme le tartre renferme encore parmi ses sels calcaires des débris d'aliments, des cellules desquamées, des parasites, etc., il sera une cause de cette fétidité particulière de la bouche, insupportable même pour la personne affectée. Cette fétidité ne cesserait pas d'exister sans un nettoyage préalable des dents et sans l'emploi de *gargarismes antiseptiques et désinfectants*. Donc, les soins de propreté de la bouche et des dents sont les premières indications pour la conservation de ces organes.

Pour empêcher une trop grande accumulation de tartre autour des dents, nous indiquons l'usage de la brosse ; mais, trempée dans l'eau pure seulement, elle ne pourrait pas entretenir la propreté ni masquer la fétidité de l'haleine. Les dépôts qui se forment sur les dents résistent à l'action de la brosse et de l'eau ; de plus, l'eau pure ne possède aucune propriété antiseptique et désinfectante. Il est donc nécessaire de recourir à l'emploi des poudres et des élixirs dentifrices, mais encore faut-il que ces derniers n'aient pas des propriétés nuisibles aux tissus dentaires et aux muqueuses de la bouche. Le choix de ces dentifrices réclame une certaine attention, c'est pourquoi nous sommes dans l'obligation d'y insister. Quant aux brosses, nous conseillerons celles qui sont *coudées*, faites en crins, de préférence aux brosses en caoutchouc et en poils de blaireau. Le crin doit être un peu dur et varier entre les numéros 3 et 4.

Les dentifrices sont restés trop longtemps en dehors de tout contrôle, et cette lacune de la législation médicale a donné lieu maintes fois à des abus déplorables. L'analyse de ces préparations soi-disant hygiéniques a démontré qu'elles constituent souvent un danger ignoré la plupart du temps du public. Les dentifrices doivent être composés d'une substance inerte, capable d'agir mécaniquement sur les dents et les gencives ; d'une substance active, destinée à neutraliser les fermentations acides de la bouche ; enfin, d'une substance aromatique, pour masquer la saveur ou l'odeur des autres substances qui entrent dans la composition du dentifrice.

Ces dentifrices sont *pulvérulents, liquides* ou *mous.* Dans le premier cas, ils doivent être impalpables, afin de ne pas rayer et user l'émail des dents. Sous forme liquide, ils sont destinés non seulement aux dents, mais à la bouche entière ; ils sont dilués dans certaines proportions et peuvent se mêler facilement à l'eau, suivant le goût de chacun. Quand ils sont mous, les dentifrices sont formés d'une substance active, mêlée à du miel ou à du savon de Venise pulvérisé. La présence de substance sucrée dans ces derniers nous oblige à les considérer plutôt comme mauvais et à en prohiber l'usage. Nous savons, en effet, que les substances sucrées facilitent au plus haut degré les fermentations acides. Les *dentifrices neutres* sont ceux qui n'ont aucune réaction sur les liquides buccaux. Lorsqu'ils sont *alcalins*, ils ont la propriété de combattre l'acidité de la salive et d'empêcher les inflammations des muqueuses. Le *dentifrice acide* a pour but de combattre une trop forte formation de tartre, favorisée par une alcalinité très prononcée de la salive. L'emploi de ces derniers exige beaucoup de prudence, les acides attaquant les parties dures de la dent. Les *dentifrices astringents* sont destinés à réagir contre les inflammations aiguës ou chroniques des gencives ou de la muqueuse buccale. Ils servent aussi pour faciliter la cicatrisation des plaies à la suite d'opérations dentaires. Ils sont faibles ou concentrés, la plupart du temps sous forme liquide et dans les proportions de quatre parties du médicament pour cent parties d'eau distillée. Le chlorate de potasse en solution constitue dans ces cas un gargarisme astringent d'une haute valeur. Le chlorure de sodium ou sel marin est beaucoup trop employé comme gargarisme. Avantageux en médecine comme excitant et purgatif, il doit être rayé de la pratique dentaire comme gargarisme, à cause de son action dissolvante sur l'émail des dents. L'alun, qui porte aussi atteinte à l'émail, ne doit pas être employé. Il reste encore les *dentifrices antiputrides*, destinés à masquer les mauvaises odeurs, à les faire disparaître et à nettoyer les plaies et les lésions de la bouche. Ils arrêtent en même temps le développement des micro-organismes et les détruisent. Quelques-uns sont sans action sur les tissus de la dent, d'autres peuvent les attaquer, mais leur usage bien compris favorisera la cicatrisation des plaies, sans pour cela porter atteinte à la dentition. Parmi ces antiputrides, nous pouvons citer le salol, le charbon pulvérisé, le permanganate de potasse, l'acide phénique, l'acide salicylique, thymique, borique, etc.

Donc, pour la conservation des dents, indépendamment des soins de propreté de la bouche, il est nécessaire de faire un choix de dentifrices appropriés à chaque cas particulier, que ces dentifrices soient des poudres, des

pâtes, des savons, des gargarismes ou des élixirs. En
outre, le public doit se mettre en garde contre un grand
nombre de préparations chères et délétères, vendues par
des gens qui n'ont rien de commun avec l'art médical et
pharmaceutique et qui en font une vaste exploitation.

En résumé, il faut donc se brosser les dents au moins
deux fois par jour et après le dernier repas principalement. C'est la nuit, en effet, que les fermentations sont
le plus actives, à cause de la chaleur et du repos de la
bouche ; c'est aussi pendant la nuit que les matières
alimentaires, qui séjournent dans les interstices des dents,
se décomposent le plus rapidement et que les micro-
organismes éprouvent le moins de résistance dans leur
œuvre de destruction. Il faut donc employer la poudre et
faire usage d'un élixir dentifrice comme gargarisme. Ces
soins ne doivent pas faire d'exception pour la dentition
temporaire, cette dernière étant appelée à rendre les
mêmes services que la dentition permanente et étant
comme elle sujette aux mêmes altérations.

L'hérédité joue aussi un grand rôle dans la carie dentaire. La friabilité des dents et leurs vices de construction ou de structure sont liés à certaines diathèses souvent
prononcées chez les parents et à l'état latent chez les
enfants. Ainsi, le rachitisme, la scrofule, l'arthritisme. Il
en est de même pour certaines maladies congénitales, la
syphilis, par exemple.

L'influence de l'âge sur la dentition est très peu mar-
quée. La carie dentaire s'adresse aux dents temporaires
encore plus facilement qu'aux permanentes ; cela s'ex-
plique par la plus faible résistance de leurs tissus. Mais,
chez l'adulte, selon Magitot, la carie présenterait son
maximum de fréquence entre quarante et cinquante ans.
C'est aussi à cet âge qu'apparaissent le plus fréquemment les affections de la muqueuse buccale et les ostéo-
périostites alvéolaires chroniques.

L'intégrité des organes dentaires subit aussi l'influence des professions. L'industrie de la soude artificielle, qui dégage des vapeurs d'acide chlorhydrique, occasionne la carie des dents chez les ouvriers. De même, chez les confiseurs, pâtissiers, casseurs de sucre, etc..., qui, soumis aux fermentations du sucre, ont toujours la salive acide. Ces acides sont de différente nature ; ce sont les acides propionique, butyrique, lactique, etc... Certaines gingivites sont occasionnées chez les tailleurs de verre de Baccarat, chez les tourneurs en cuivre, les fabricants de chromates, les fabricants d'allumettes phosphorées, etc... Le phosphore a une influence désastreuse sur la dentition et sur les maxillaires ; ces derniers sont souvent atteints de nécrose. Il en est de même chez les ouvriers qui travaillent le plomb (saturnins), le mercure, etc... ; ces métaux sont toxiques.

Quant à ce qui concerne l'alimentation, nous pouvons dire que toutes les substances sucrées sont généralement mauvaises pour la dentition à cause de leur action sur la salive. Les aliments trop chauds ou trop froids et principalement les changements brusques de température dans la cavité buccale peuvent déterminer des fissures dans l'émail des dents. Nous savons que l'émail est formé par un assemblage de prismes ; or, si une chaleur trop forte dilate les prismes superficiels, et que ces prismes soient ensuite mis en contact avec une substance froide, ils se contracteront et laisseront entre eux des fissures imperceptibles, il est vrai, mais qui se laissent pénétrer cependant par les liquides buccaux. Cette pénétration est une cause déterminante de la carie. L'usage du tabac occasionne aussi une gingivite spéciale, dite des fumeurs. L'usure des dents est aussi très souvent le résultat du port de la pipe. Cette dernière, surtout quand le tuyau en est court, occasionne non seulement des inflammations, mais quelquefois aussi des tumeurs

malignes, de nature cancéreuse ou cancroïdale. Ces
dernières sont le résultat d'irritations continuelles pro-
duites par la fumée du tabac.

Ces mêmes irritations et inflammations peuvent aussi
reconnaître pour causes soit l'abus d'aliments fortement
épicés, soit des piqûres diverses. Enfin, nous avons
à citer certains états pathologiques généraux qui contribuent pour une grande part à favoriser ces troubles
divers, ainsi : la syphilis, le rachitisme, la scrofule, la
dyspepsie, les gastralgies, les grossesses, le diabète,
l'anémie, la chlorose, etc... Certains médicaments occasionnent aussi la carie, ainsi : les ferrugineux, l'alun
l'acide acétique, etc... ; les fruits agissent de même à
cause des substances sucrées qu'ils renferment.

Certains climats sont funestes à la dentition. Les pays
humides, marécageux ou qui sont exposés à de nombreux
courants d'air déterminent certaines affections dans lesquelles l'alcalinité de la salive est troublée, telles sont :
le rhumatisme, les fièvres intermittentes, la malaria,
certaines névralgies, etc... Ces maladies réclament les
soins du médecin, et on ne saurait préserver les malades
de la carie des dents et des autres affections de la bouche
si ces maladies générales n'étaient pas combattues
énergiquement par les préparations thérapeutiques.

Nous ne pourrions terminer ce chapitre sans dire quelques mots sur l'antisepsie, c'est-à-dire sur les soins de
propreté que l'on doit donner soit aux instruments, soit
aux appareils prothétiques (dentiers ou autres) qui sont
destinés à la bouche. Les dentiers doivent toujours être
d'une rigoureuse propreté ; il est nécessaire de les nettoyer chaque jour et même plusieurs fois par jour, afin
que les concrétions salivaires, les résidus d'aliments et
même les parasites de la bouche n'y séjournent pas et
ne soient pas les causes directes ou indirectes d'inflammations simples ou putrides des gencives et des muqueu-

ses buccales. Souvent aussi, les odeurs nauséabondes de l'haleine reconnaissent pour cause ces défauts d'hygiène.

Les instruments qui servent aux opérations doivent toujours être désinfectés soigneusement dans une solution antiseptique quelconque, phéniquée le plus souvent. Certains antiseptiques, en effet, peuvent détériorer les instruments, ce qui n'arrive pas avec les solutions d'acide phénique. Ce soin des instruments est une des règles les plus élémentaires de la chirurgie, et une grande responsabilité reposerait sur l'opérateur qui se serait rendu coupable de négligence à cet égard. Que de fois n'est-il pas arrivé des accidents graves à la suite de l'usage d'instruments malpropres ? des abcès, des inflammations putrides, etc...; et, de même que les piqûres avec des corps sales, ces instruments peuvent donner lieu à des intoxications du sang et engendrer certaines maladies fébriles et infectieuses telles que la pyémie, la septicémie, l'érysipèle, la syphilis.

Aussi, bien des cas d'infection mentionnés ci-dessus se sont produits à la suite d'avulsions pratiquées par les charlatans qui opèrent sur les places de nos villes un certain nombre de personnes de suite avec le même instrument non désinfecté. Ils peuvent ainsi, sans s'en douter, inoculer les maladies de certaines personnes à des gens de nature saine et vigoureuse. On comprend donc pourquoi les instruments doivent être d'une propreté exemplaire.

Telles sont les quelques instructions que nous nous sommes proposé de donner à nos clients et au public. Il est évident qu'elles sont tout à fait élémentaires, mais nous n'avons nullement cherché à faire un travail scientifique. Notre but a été de faire connaître succinctement les progrès réalisés jusqu'à nos jours dans l'art dentaire, soit au point de vue chirurgical, soit au point de vue prothétique ; de mettre à la portée de tous les connaissances nécessaires sur les maladies des dents, sur le traitement qu'on doit y apporter pour les guérir et sur les soins généraux que l'on doit donner à la bouche. Que ces quelques indications mettent chaque personne en garde contre ces négligences trop nombreuses à maintenir dans un état d'intégrité des organes si essentiels à la santé générale ! Que dans les familles, les pensionnats, les institutions, les parents, les professeurs, les institutrices surveillent attentivement la dentition des enfants et des jeunes personnes qui leur sont confiés ! Enfin, qu'à tous les âges de la vie, on supplée à l'absence de ces organes par des appareils appropriés à chaque cas, et confectionnés dans l'atelier du dentiste ! On évitera ainsi bien des douleurs et les nombreux troubles généraux qui affaiblissent et altèrent promptement les plus fortes constitutions.

SAINT-ÉTIENNE, IMP. THÉOLIER ET Cⁱᵉ, RUE GÉRENTET, 12.

77

www.ingramcontent.com/pod-product-compliance
Lightning Source LLC
Chambersburg PA
CBHW070823210326

41520CB00011B/2080

* 9 7 8 2 0 1 1 3 2 4 3 5 1 *